Lesões Sólidas e Císticas em ULTRASSONOGRAFIA

Lesões Sólidas e Císticas em ULTRASSONOGRAFIA

COMO DESCREVER

Raul Moreira Neto
Mestre em Ciências Médicas – Universidade Federal do Rio Grande do Sul (UFRGS)
Mestre em Ultrassonografia em Ginecologia e Obstetrícia – Universidade de Rijeka, Croácia
Diploma KANET – Análise do Comportamento Fetal – Dubai, EAU
Título de Habilitação em Ultrassonografia – Sociedade Brasileira de Ultrassonografia (SBUS) e Colégio Brasileiro de Radiologia (CBR)
Especialista em Educação a Distância – PUCRS
Diretor da Ecomoinhos – Clínica de Ultrassonografia e Medicina Fetal, RS
Professor dos Cursos de Ultrassonografia da Ecomoinhos, RS
Diretor Sul-Brasileiro da Ian Donald School
Autor dos livros "Atlas de Ultrassonografia" e "A Vida Antes de Nascer"

Prefácio
Adilson Cunha Ferreira, MD, MSc, PhD
Presidente da Sociedade Brasileira de Ultrassonografia-SP (SBUS-SP)
Mestrado e Doutorado em Ultrassonografia pela Universidade de São Paulo (USP)
PhD pela University of Melbourne – Austrália
Membro Titular do Colégio Brasileiro de Radiologia (CBR)
Professor Convidado da Pós-Graduação em Ginecologia e Obstetrícia da Faculdade de Medicina de São José do Rio Preto (FAMERP)
Professor do Núcleo de Ensino em Radiologia e Diagnóstico por Imagem de Ribeirão Preto, SP

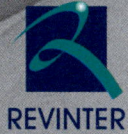

REVINTER

Lesões Sólidas e Císticas em Ultrassonografia – Como Descrever
Copyright © 2017 by Livraria e Editora Revinter Ltda.

ISBN 978-85-372-0684-3

Todos os direitos reservados.
É expressamente proibida a reprodução
deste livro, no seu todo ou em parte,
por quaisquer meios, sem o consentimento,
por escrito, da Editora.

Contato com o autor:
raul@ecomoinhos.com.br

CIP-BRASIL. CATALOGAÇÃO NA PUBLICAÇÃO
SINDICATO NACIONAL DOS EDITORES DE LIVROS, RJ
M839L

    Moreira Neto, Raul
    Lesões sólidas e císticas em ultrassonografia: como descrever/Raul Moreira
Neto. – 1. ed. – Rio de Janeiro: Revinter, 2017.
    il.

    Apêndice
    Inclui índice de figuras
    ISBN 978-85-372-0684-3

    1. Diagnóstico por ultrassom. 2. Ultrassonografia. I. Título.

16-33609   CDD: 616.07543
                         CDU: 616-073

A precisão das indicações, as reações adversas e as relações de dosagem para as drogas citadas nesta obra podem sofrer alterações.
Solicitamos que o leitor reveja a farmacologia dos medicamentos aqui mencionados.
A responsabilidade civil e criminal, perante terceiros e perante a Editora Revinter, sobre o conteúdo total desta obra, incluindo as ilustrações e autorizações/créditos correspondentes, é do(s) autor(es) da mesma.

Livraria e Editora REVINTER Ltda.
Rua do Matoso, 170 – Tijuca
20270-135 – Rio de Janeiro – RJ
Tel.: (21) 2563-9700 – Fax: (21) 2563-9701
livraria@revinter.com.br – www.revinter.com.br

INTRODUÇÃO

A ultrassonografia é atualmente o segundo exame mais solicitado no Brasil, atrás, apenas, do hemograma. Assim sendo, é muito importante que o ultrassonografista saiba fazer o exame adequadamente e consiga não apenas interpretar o que está vendo, mas também descrever os achados de maneira clara e objetiva.

Grande parte das lesões vistas ao ultrassom são imagens nodulares, tanto sólidas quanto císticas, e suas variações. Este livro foi composto para que o médico, ao realizar a ultrassonografia, possa saber descrever de forma clara e concisa as lesões.

PREFÁCIO

Foi com muita alegria e satisfação que acolhemos o pedido do autor e amigo, Raul Moreira Neto, para prefaciar este livro com o título *Lesões Sólidas e Císticas em Ultrassonografia – Como Descrever*. O conteúdo, distribuído em dez capítulos, aborda praticamente todas as áreas do corpo humano em que a ultrassonografia é frequentemente utilizada. O autor teve a preocupação e o requinte de adicionar imagens de alta qualidade, didáticas e minuciosamente escolhidas.

O livro lançado pela Editora REVINTER é mais uma obra que auxiliará e orientará o ultrassonografista no dia a dia. A editoração de um livro não é uma tarefa fácil. O autor colocou com simplicidade e didática as características mais relevantes na diferenciação dos achados frequentemente descritos dentro deste campo da ultrassonografia. O livro é indispensável na formação dos novos especialistas dentro do campo da ultrassonografia. É uma oportunidade para os experientes atualizarem o léxico e a maneira da descrição das lesões sólidas e císticas.

Acredito ser esta obra de elevada qualidade em termos teóricos e práticos. Deverá ser um livro não somente nas bibliotecas de todos os ultrassonografistas, mas, principalmente, nas salas de exames, como um "GPS" no auxílio aos nossos relatórios.

Adilson Cunha Ferreira, MD, MSc, PhD
Presidente da SBUS-SP
Mestrado e Doutorado em Ultrassonografia pela Universidade de São Paulo –
Faculdade de Medicina de Ribeirão Preto – USP
PhD pela University of Melbourne – Austrália
Membro Titular do Colégio Brasileiro de Radiologia – CBR
Professor Convidado da Pós-Graduação em Ginecologia e Obstetrícia da
Faculdade de Medicina de São José do Rio Preto – FAMERP
Professor do NERDI – Núcleo de Ensino em Radiologia e
Diagnóstico por Imagem de Ribeirão Preto – SP

PALAVRAS DE USO COMUM NOS LAUDOS DE ULTRASSONOGRAFIA

- Observa-se...
- Percebe-se...
- Vizualiza-se...
- Constata-se...
- Verifica-se...
- Achados compatíveis com...
- Compatível com...
- Achados sugestivos de...
- Sugestivo de...
- Achados condizentes com...
- Pode corresponder a...
- Podem estar relacionados a...

DIFERENÇA DOS TIPOS DE NÓDULOS E SUA IMPORTÂNCIA COM RELAÇÃO À MALIGNIDADE

O ultrassom não precisa (e não deve) tentar analisar a lesão de forma anatomopatológica. A nossa função, como ultrassonografistas, é saber descrever a lesão com os detalhes mais importantes, sem prolixidade, levando o médico solicitante a saber como encaminhar o paciente a partir daquele laudo. Não nos compete dizer se o nódulo que vimos é maligno ou não, mas podemos usar as nossas ferramentas para chegar o mais próximo disto e fazer entender se o paciente deve ou não prosseguir na investigação.

Quando um nódulo for encontrado, as seguintes regras básicas devem ser aplicadas:

- Mensurar a anormalidade em dois planos;
- Quando o nódulo (ou cisto) for muito grande, sugere-se mensurar o volume total, para melhor análise do médico solicitante e um acompanhamento mais fidedigno da lesão em futuras ultrassonografias;
- Avaliar
  - Ecogenicidade;
  - Bordas;
  - Ecotextura;
  - Vascularização.

Nódulos sólidos

- Textura: homogêneos ou heterogêneos;
- Ecogenicidade: hipoecoicos, isoecoicos ou hiperecoicos (ou ecogênicos);
- Contorno: regulares ou irregulares;
- Formato: alongado, arredondado, altura maior que a largura ou vice-versa;

- Conteúdo interno: calcificações, áreas císticas, conteúdo ecogênico ou hipoecoico que causam ou não sombra acústica;
- Artefatos acústicos posteriores: sombra, reverberação, reforço;
- Halo periférico: completo ou incompleto, espesso ou fino.

Cistos

- Contorno: regulares ou irregulares;
- Reforço posterior: presença ou ausência;
- Tipo: simples ou complexo;
- Paredes internas: finas ou espessas, regulares ou irregulares;
- Septo: único ou múltiplos, finos ou espessos;
- *Debris*: finos ou espessos, móveis ou não.

SUMÁRIO

PARTE 1
CISTOS SIMPLES
A. BAÇO 3
B. EPIDÍDIMOS 4
C. FÍGADO 5
D. MAMAS 8
E. OVÁRIOS 10
F. PÂNCREAS 16
G. PARÓTIDAS 17
H. RINS 18
I. TIREOIDE 21
J. ÚTERO 23

PARTE 2
CISTOS COM *DEBRIS*
A. MAMAS 27
B. OVÁRIOS 29
C. PARÓTIDAS 32

PARTE 3
CISTOS COM SEPTOS
A. FÍGADO 35
B. OVÁRIOS 36

PARTE 4
CISTOS COM COMPONENTE SÓLIDO
A. MAMAS 41
B. OVÁRIOS 43
C. PARÓTIDAS 45
D. RINS 46

PARTE 5
MASSAS CÍSTICAS
MASSAS CÍSTICAS 49

PARTE 6
NÓDULOS MISTOS
A. MAMAS..................................... 55
B. TESTÍCULOS................................ 56
C. TIREOIDE 57

PARTE 7
NÓDULOS SÓLIDOS ECOGÊNICOS
A. BAÇO 63
B. FÍGADO 64
C. MAMAS..................................... 67
D. OVÁRIOS 68
E. RINS 69
F. TIREOIDE 70
G. VESÍCULA BILIAR 72

PARTE 8
NÓDULOS SÓLIDOS HIPOECOICOS
A. BEXIGA..................................... 83
B. BOLSA ESCROTAL............................ 85
C. FIGADO 87
D. MAMAS..................................... 88
E. OVÁRIOS 94
F. PÂNCREAS.................................. 95
G. RINS 97
H. TESTÍCULOS................................ 98
I. TIREOIDE 99
J. ÚTERO..................................... 100

PARTE 9
NÓDULOS SÓLIDOS ISOECOICOS
A. FÍGADO 105
B. PARTES MOLES.............................. 107
C. TIREOIDE 108

Parte 10
Nódulos Sólidos Heterogêneos
A. BAÇO 111
B. BEXIGA.. 112
C. FIGADO 113
D. MAMAS.. 114
E. OVÁRIOS 116
F. TESTÍCULOS................................. 117
G. TIREOIDE 118
H. ÚTERO.. 124

ÍNDICE DE FIGURAS 127

# PARTE I

CISTOS SIMPLES

Cistos Simples

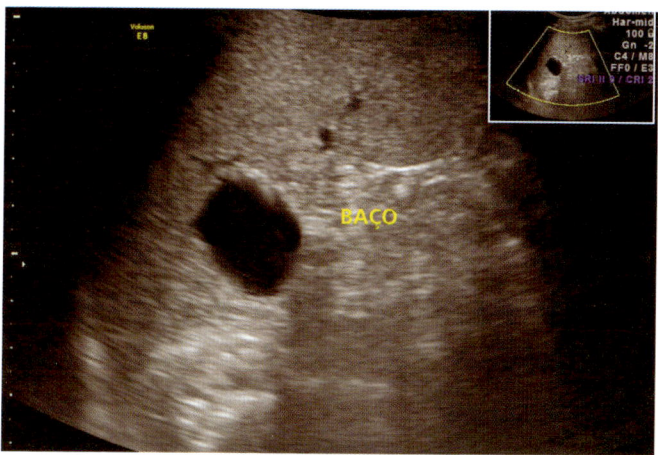

Fig. 1. Baço com dimensões normais, com um cisto simples no interior, paredes regulares, sem conteúdo denso, medindo 2,8 × 2,3 cm.

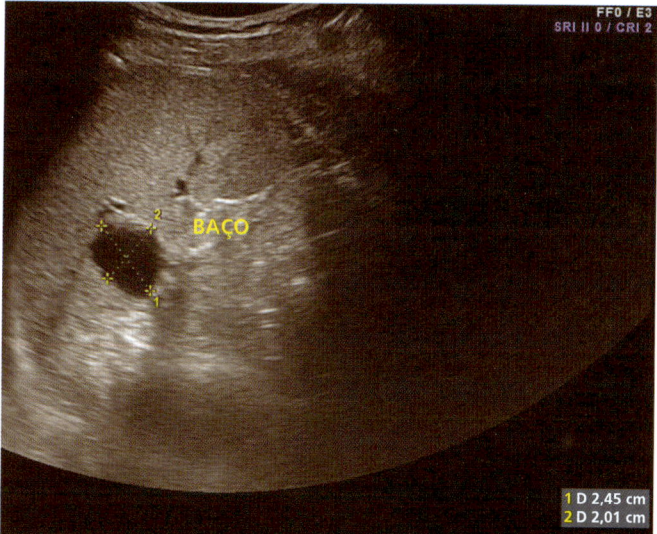

Fig. 2. Presença de imagem cística de contornos regulares no terço médio do baço, junto ao hilo, sem septos ou *debris* no interior, medindo 2,4 × 2,0 cm, compatível com cisto simples.

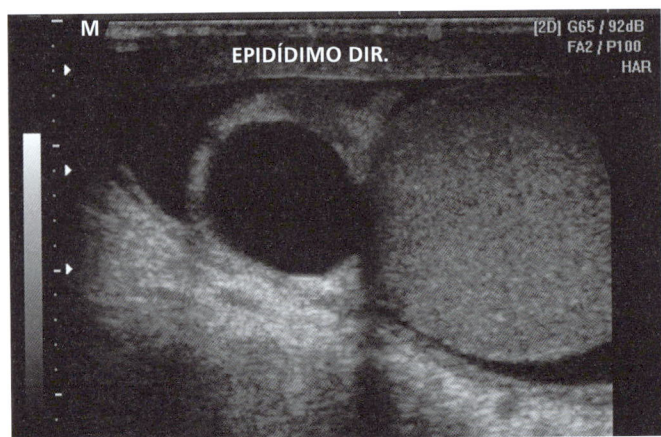

Fig. 3. Cisto simples de contornos regulares na cabeça do epidídimo direito, sem septos ou *debris* no interior, medindo 1,5 × 1,0 cm.

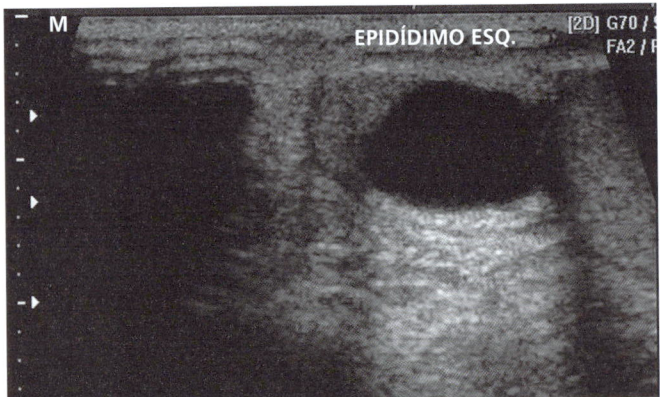

Fig. 4. Descrição igual à figura anterior, apenas com medidas diferentes.

Cistos Simples

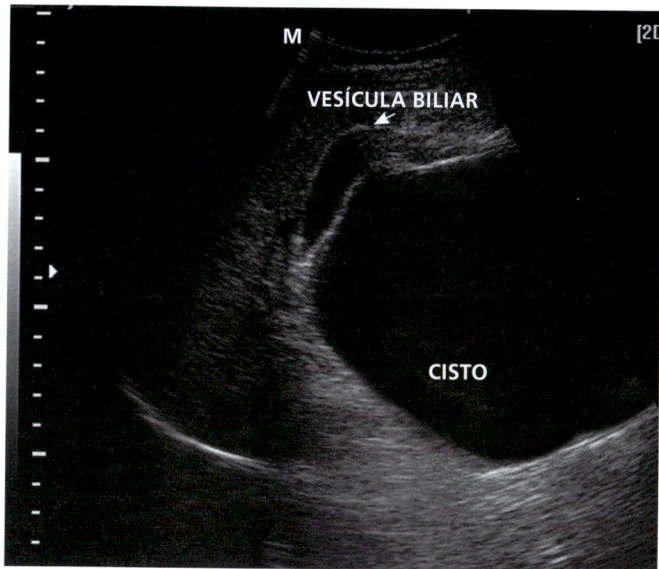

Fig. 5. Grande cisto simples no lobo direito do fígado, comprimindo parcialmente a parede posterior da vesícula biliar, sem conteúdo denso e medindo 14,3 × 12,5 cm.

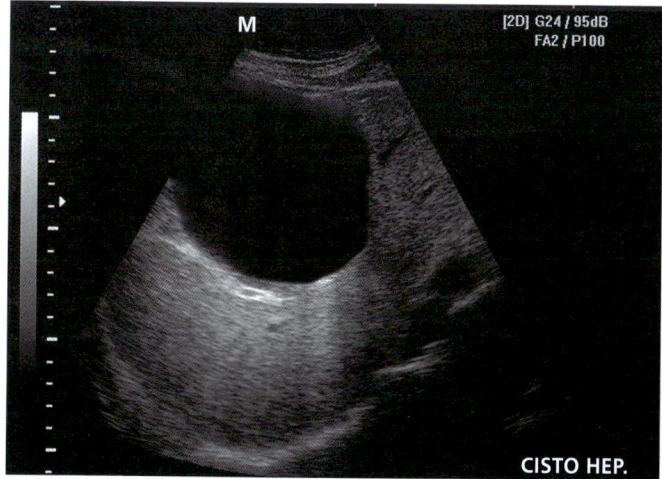

Fig. 6. Verifica-se cisto simples de grandes dimensões no lobo direito do fígado, sem conteúdo denso e medindo 10,3 × 9,6 cm.

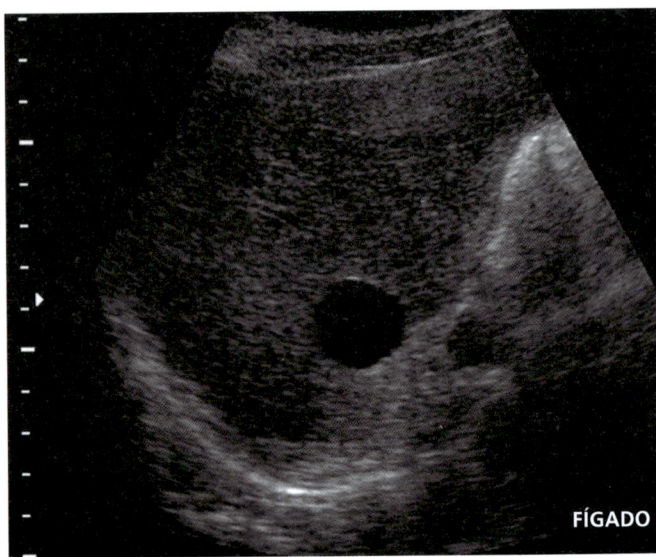

Fig. 7. Pequeno cisto simples em lobo hepático direito medindo 1,8 × 1,3 cm.

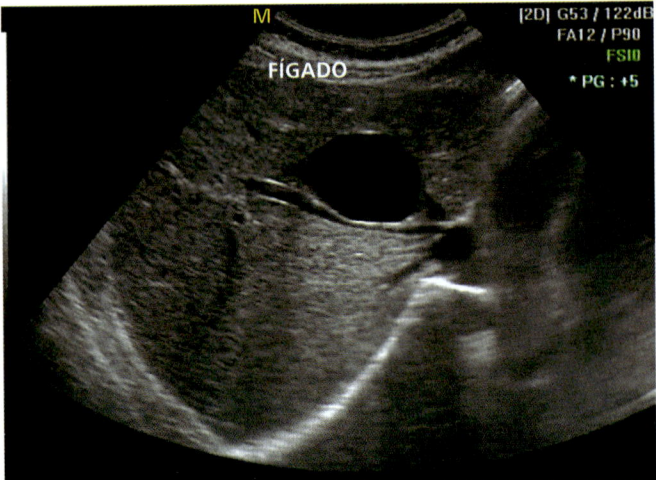

Fig. 8. Cisto de contornos regulares e sem conteúdo denso, situado em lobo hepático esquerdo, comprimindo a veia hepática média e medindo 3,2 × 2,4 cm.

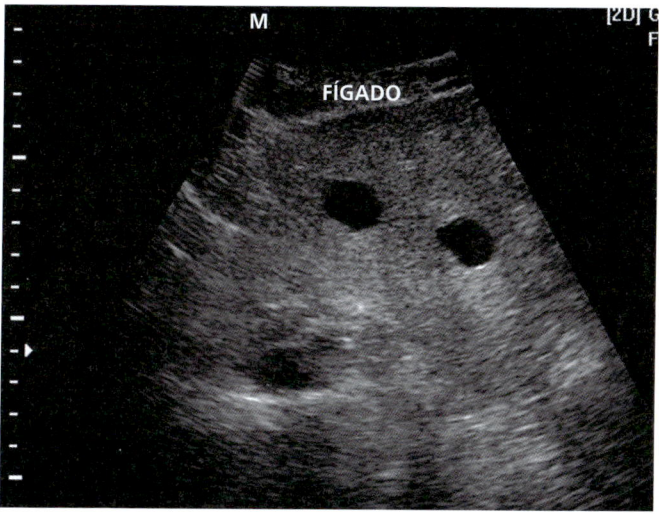

Fig. 9. Diversos cistos simples em ambos os lobos hepáticos, todos regulares e sem septos ou *debris* no interior, medindo o maior 2,0 cm em lobo direito.

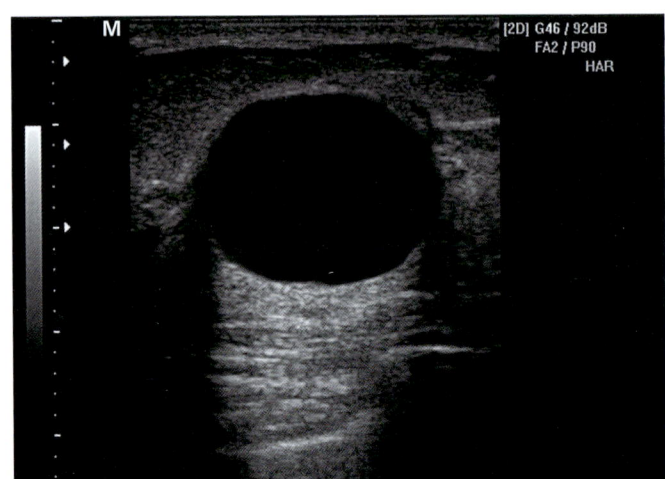

Fig. 10. Grande imagem cística no QSE da mama esquerda, com reforço acústico posterior, margens regulares e sem conteúdo denso, medindo 2,5 × 2,0 cm. BI-RADS® US: 2 – Achados benignos.

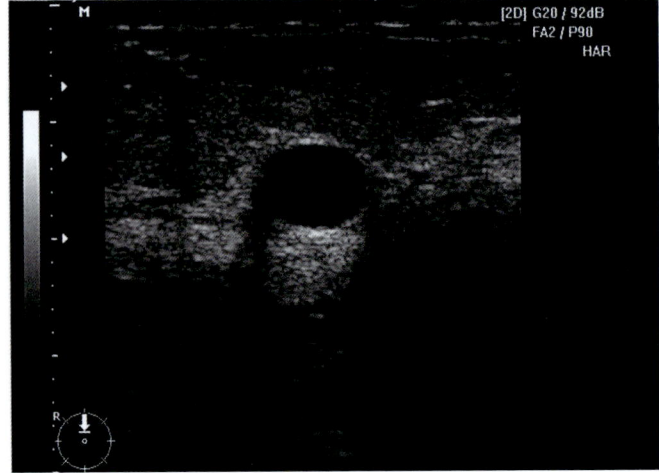

Fig. 11. Presença de pequeno cisto simples no QSE da mama direita, com contornos regulares, medindo 1,0 cm. BI-RADS® US: 2 – Achados benignos.

Cistos Simples

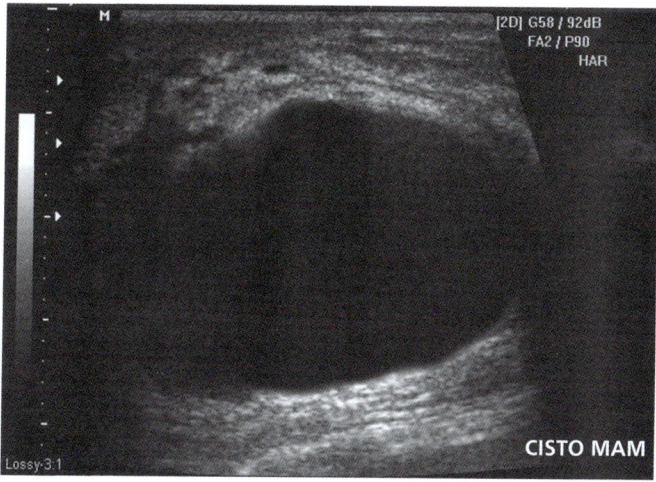

Fig. 12. Presença de grande cisto em QSE da mama direita, com contornos levemente irregulares, reforço acústico posterior, sem septos ou *debris* no interior, medindo 4,5 × 3,0 cm. BI-RADS® US: 2 – Achados benignos.

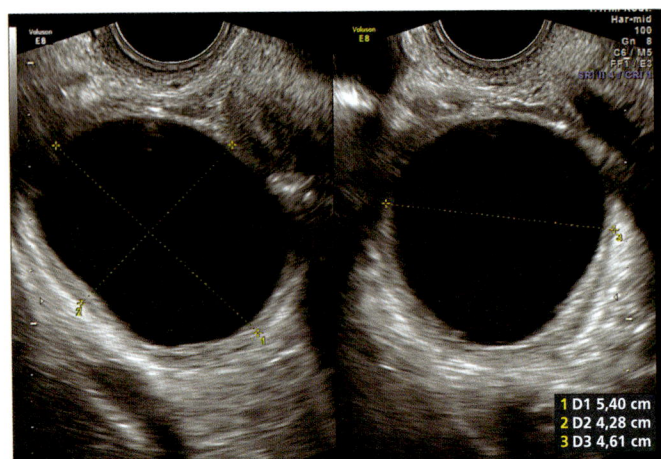

Fig. 13. Cisto em ovário direito com paredes levemente espessadas, porém regulares, sem septos ou *debris* no interior, medindo 5,4 × 4,2 cm (volume de 55 cm³).

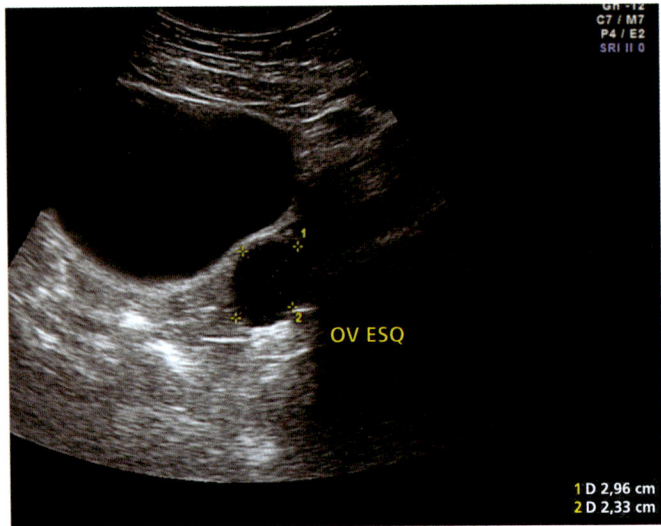

Fig. 14. Cisto simples em ovário esquerdo medindo 2,9 × 2,3 cm. (Nota do autor: exame por via abdominal.)

Cistos Simples

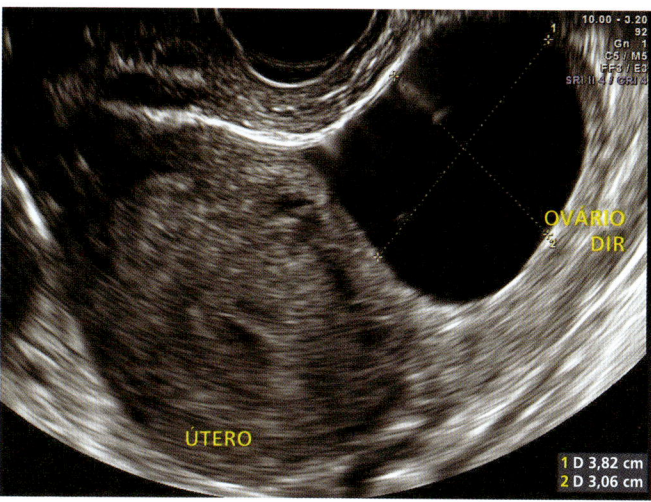

Fig. 15. Presença de grande imagem cística em topografia anexial direita, com contornos regulares e sem conteúdo denso, medindo 4,5 × 3,3 cm (volume de 35 cm³), de provável origem ovariana.

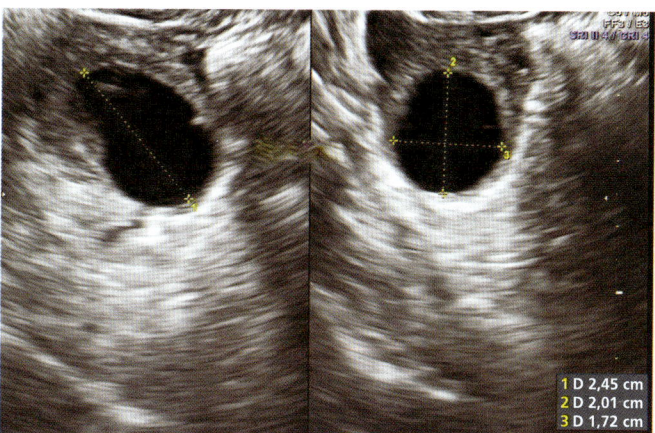

Fig. 16. Ovário esquerdo com estrutura cística de contornos irregulares medindo 2,5 × 1,8 cm. O estudo Doppler colorido (Fig. 17) demonstra vascularização periférica (tipo "roda de fogo"). Achados compatíveis com corpo lúteo.

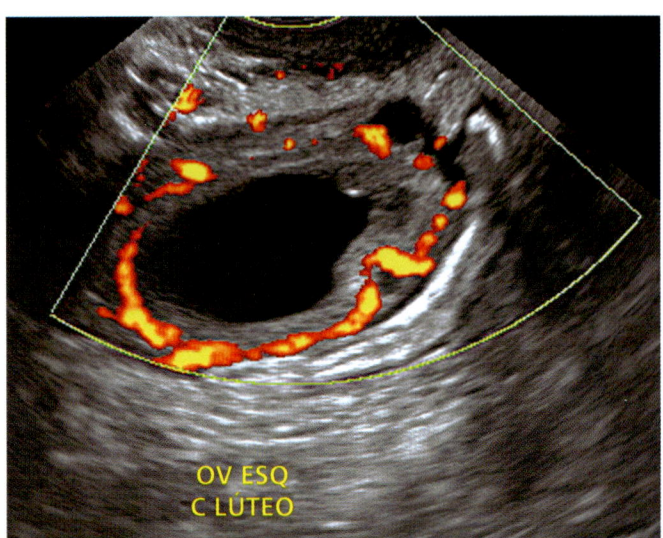

Fig. 17.

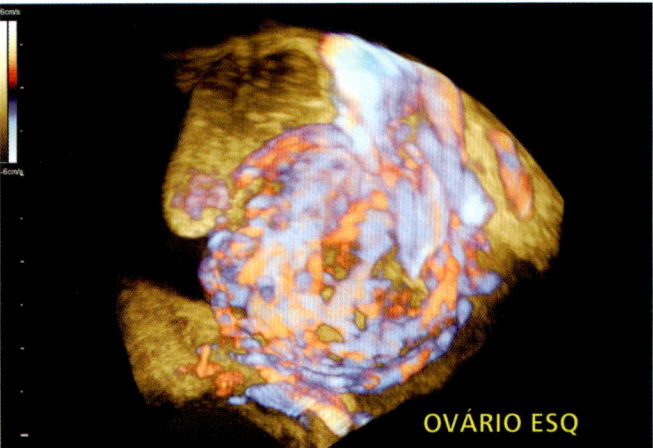

Fig. 18. Reconstrução em Doppler 3D da imagem anterior demonstrando intenso fluxo periférico com associação do modo B (Fig. 18) e somente do fluxo colorido (Fig. 19).

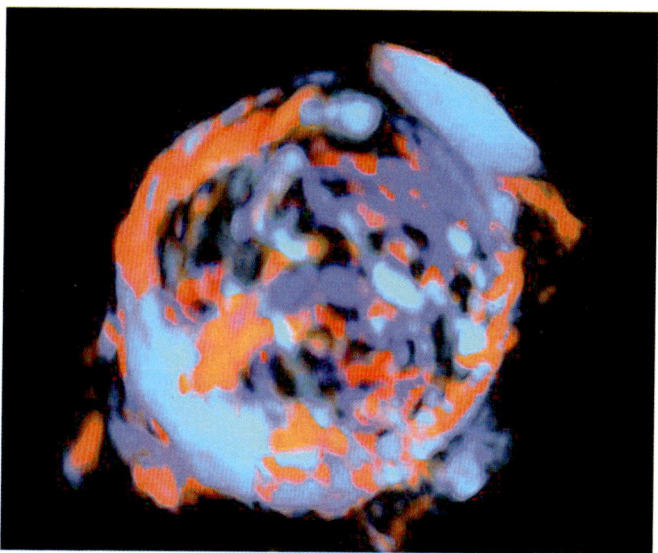

Fig. 19.

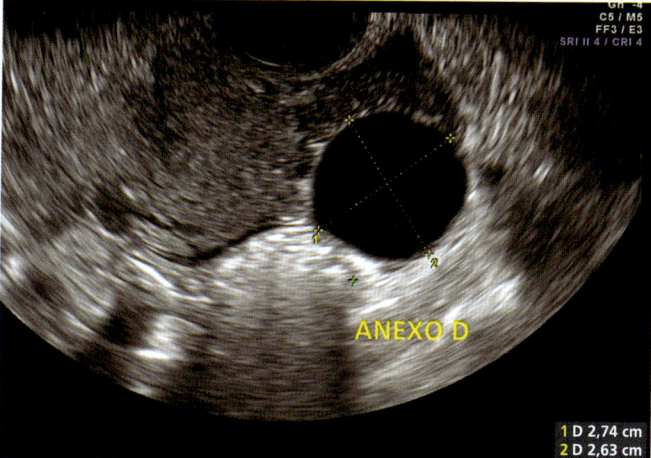

Fig. 20. Na topografia anexial direita, junto ao ovário, há um cisto simples, medindo 2,7 × 2,6 cm, compatível com cisto paraovariano.

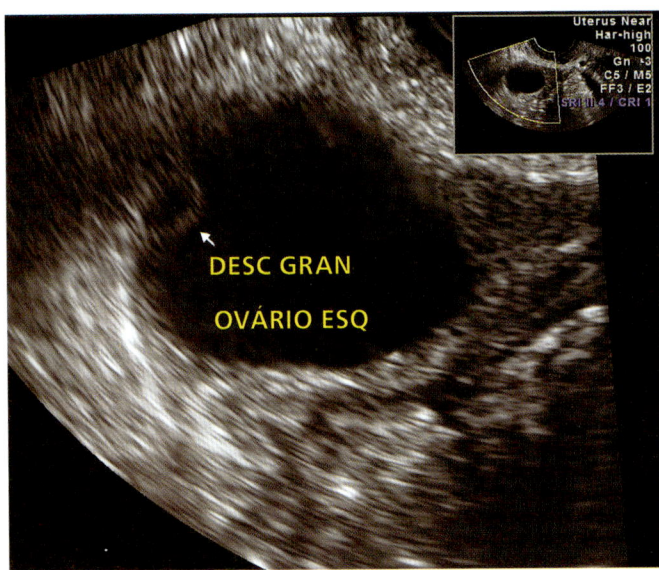

Fig. 21. Nota: exame para controle de ovulação: Ovário esquerdo em topografia anatômica medindo 2,9 × 1,9 cm, com alguns folículos no interior. O folículo dominante mede 2 cm no maior diâmetro e apresenta sinais pré-ovulatórios típicos: *cumulus oophorus*, descolamento da camada granulosa e vascularização periférica ao estudo Doppler (não demonstrado nesta imagem).

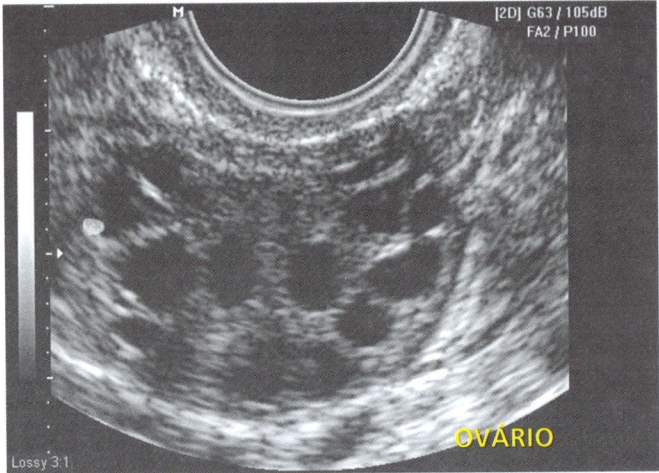

Fig. 22. Ovário esquerdo aumentado de volume (20 cm³) e contendo diversos cistos de pequenas dimensões no interior, com diâmetro máximo de 0,5 cm, sugerindo ovário polimicrocístico.

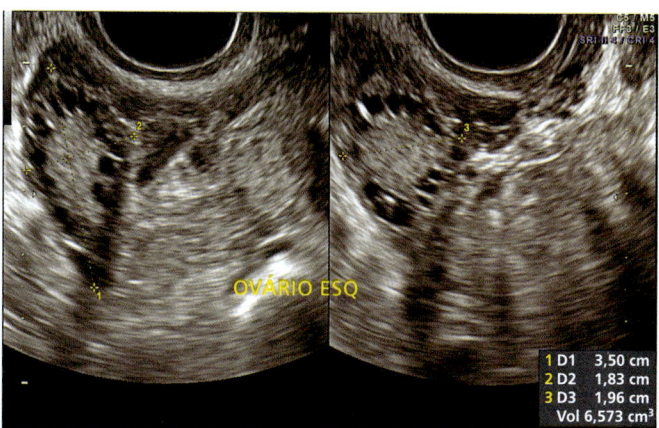

Fig. 23. Ovário esquerdo, medindo 3,6 × 1,9 cm (volume de 6,5 cm³), contendo diversos cistos de pequenas dimensões na sua periferia com diâmetro máximo de 0,5 cm e aumento do estroma.

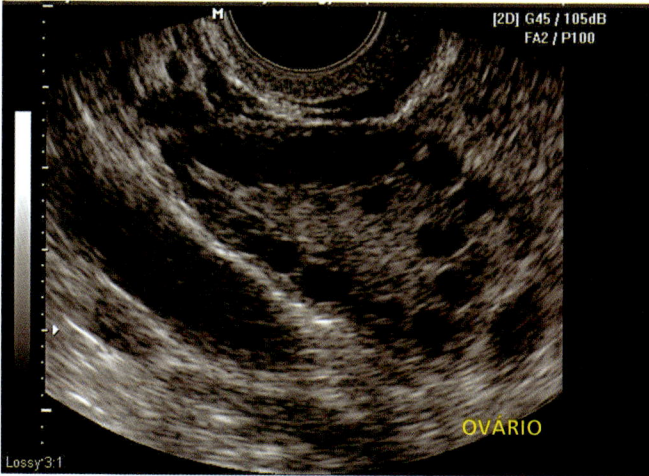

Fig. 24. Mesma descrição da imagem anterior mudando apenas as medidas.

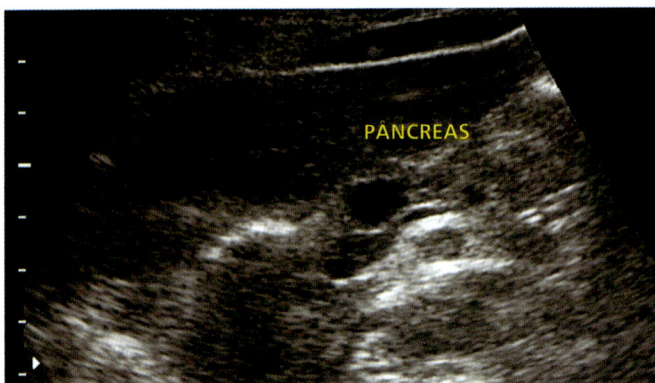

Fig. 25. Visualiza-se imagem cística no corpo do pâncreas, com contornos regulares e sem conteúdo denso, medindo 1,3 × 0,8 cm.

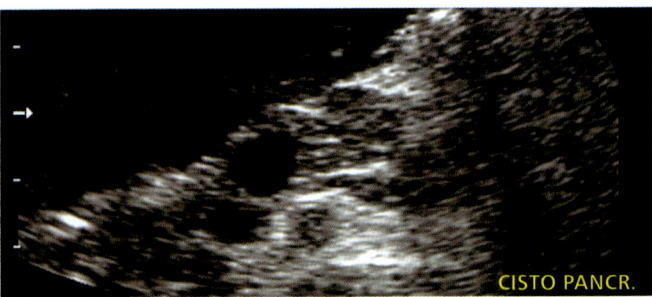

Fig. 26. Mesma descrição da imagem anterior mudando apenas as medidas.

CISTOS SIMPLES

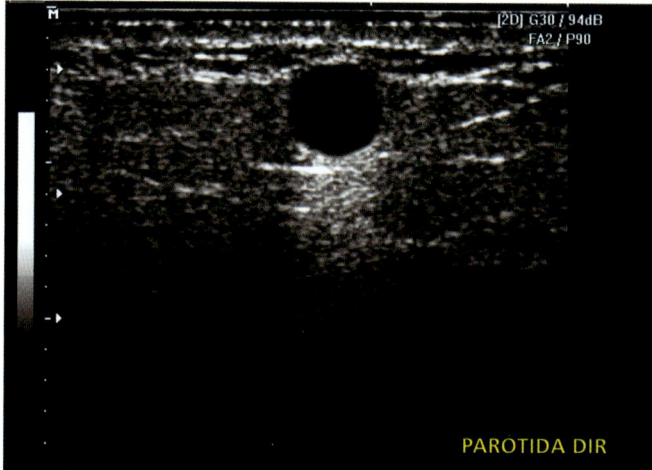

Fig. 27. Percebe-se imagem cística simples no interior da glândula parótida direita, com contornos regulares, sem conteúdo denso e reforço posterior, medindo 0,8 × 0,6 cm.

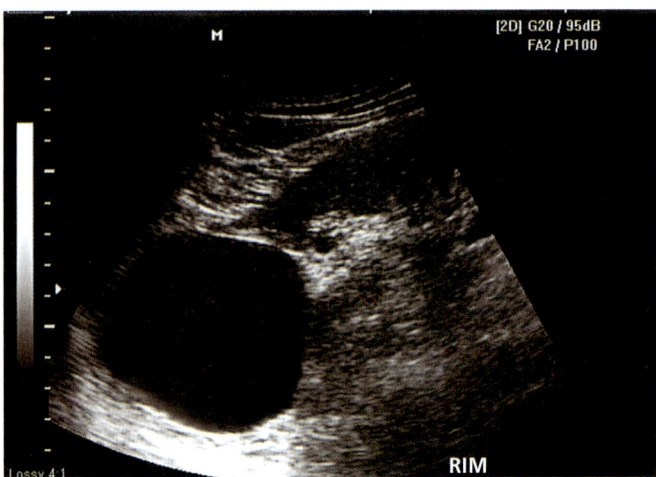

Fig. 28. Grande cisto simples no polo superior do rim direito, com contornos regulares e sem septos ou *debris* no interior, medindo 8,0 × 5,9 cm (volume de 171 cm³).

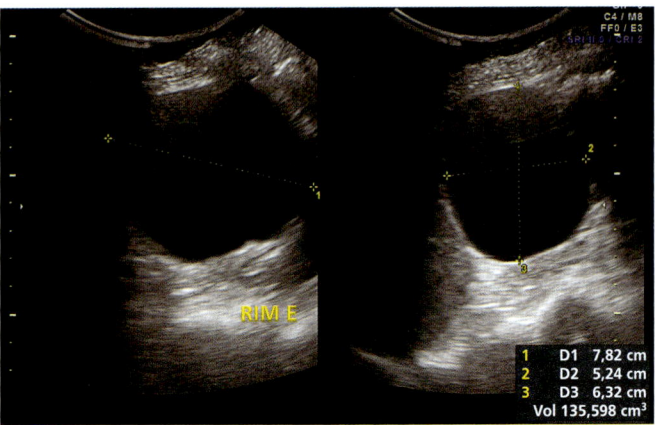

Fig. 29. Imagem cística de grande dimensões, situada em polo inferior do rim esquerdo, com paredes lisas e regulares e sem conteúdo denso, medindo 7,8 × 5,2 cm (volume de 135 cm³).

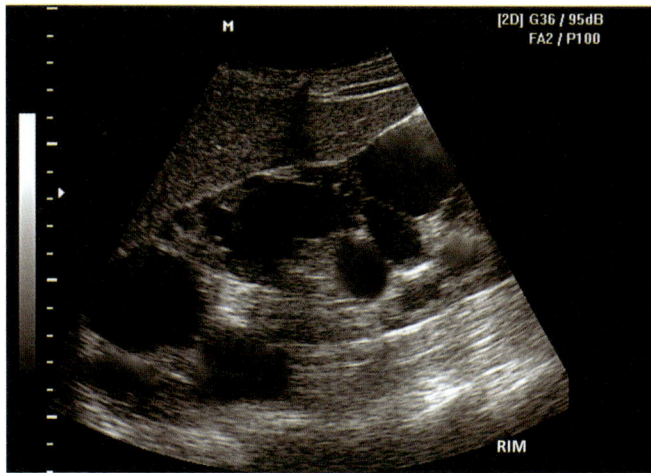

Fig. 30. Rim direito com dimensões aumentadas (16,2 cm no eixo longitudinal) apresentando múltiplos cistos de diferentes dimensões distribuídos nas regiões cortical e medular, todos com contornos regulares e sem conteúdo denso no interior, medindo o maior aproximadamente 4 cm no polo superior. Estes achados podem estar associados a rim policístico.

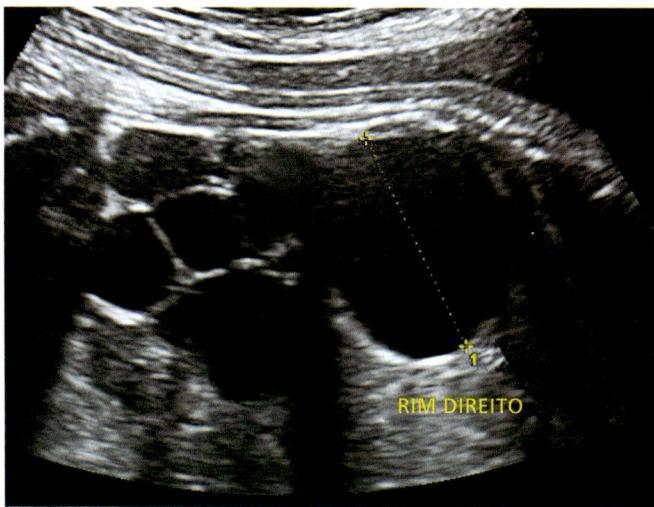

Fig. 31. Mesma descrição da imagem anterior mudando apenas as medidas.

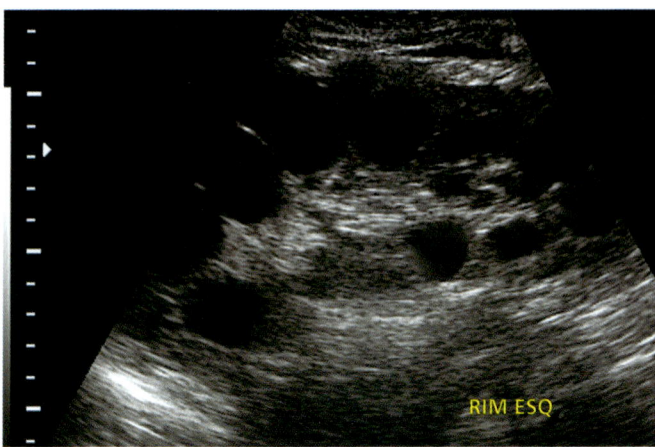

Fig. 32. Rim esquerdo com aumento de suas dimensões (15,1 cm no maior eixo) contendo diversos cistos distribuídos na periferia, todos com contornos regulares e sem septos ou *debris* no interior, medindo o maior, aproximadamente, 3,5 cm no terço médio. Estes achados podem estar associados a rim policístico.

CISTOS SIMPLES

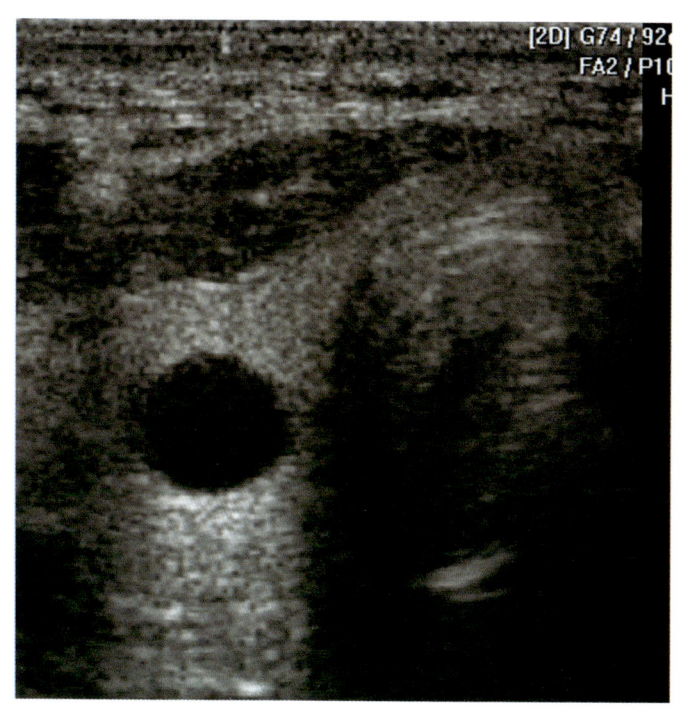

Fig. 33. Lobo direito da tireoide apresentando um cisto simples em terço médio medindo 1,5 × 1,2 cm, com contornos regulares, sem conteúdo denso e com reforço acústico posterior. TI-RADS 2 – Achados benignos.

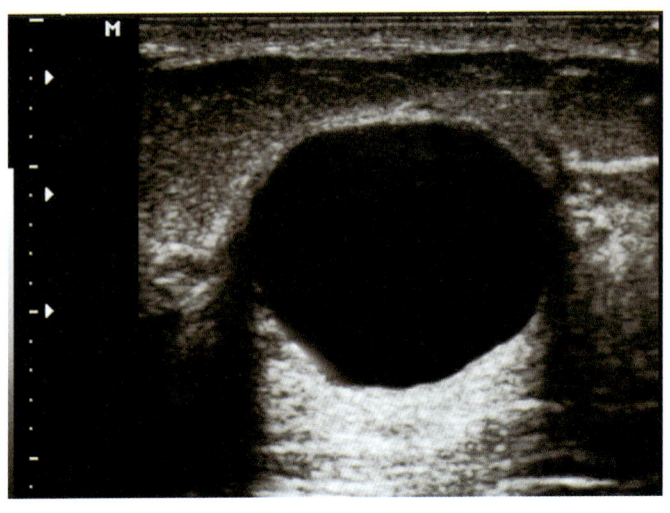

Fig. 34. Grande cisto em lobo esquerdo da tireoide, apresentando contornos regulares, sem septos ou *debris* no interior e com reforço acústico posterior, medindo 2,6 × 1,8 cm. TI-RADS 2 – Achados benignos.

CISTOS SIMPLES

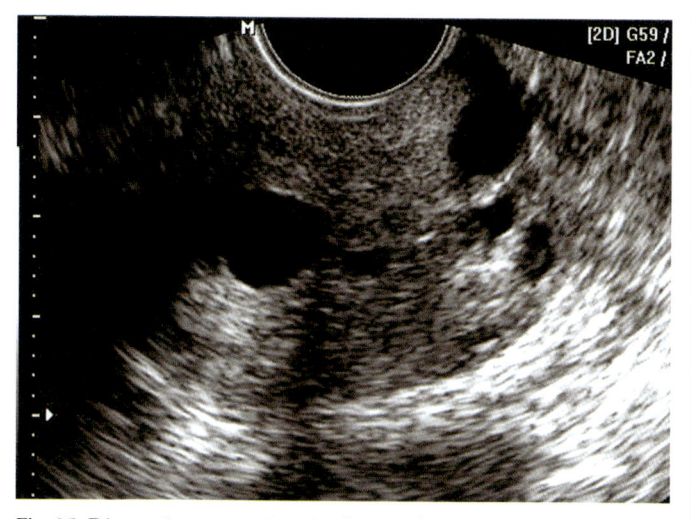

Fig. 35. Diversas imagens císticas simples no colo uterino, medindo a maior 1,1 cm, sugestivas de Cistos de Naboth.

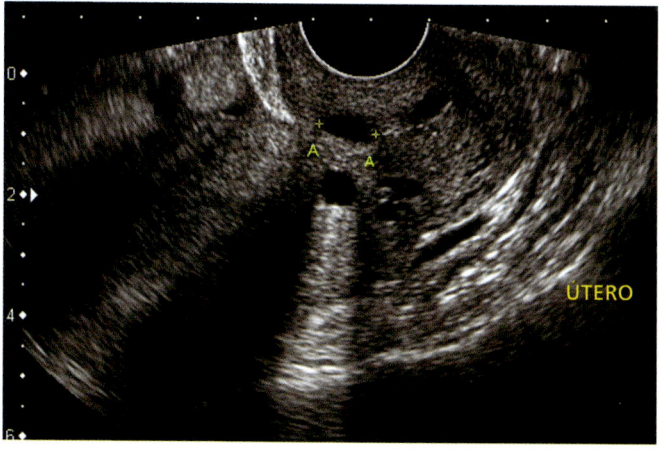

Fig. 36. Mesma descrição da imagem anterior mudando apenas as medidas.

PARTE 2

CISTOS COM *DEBRIS*

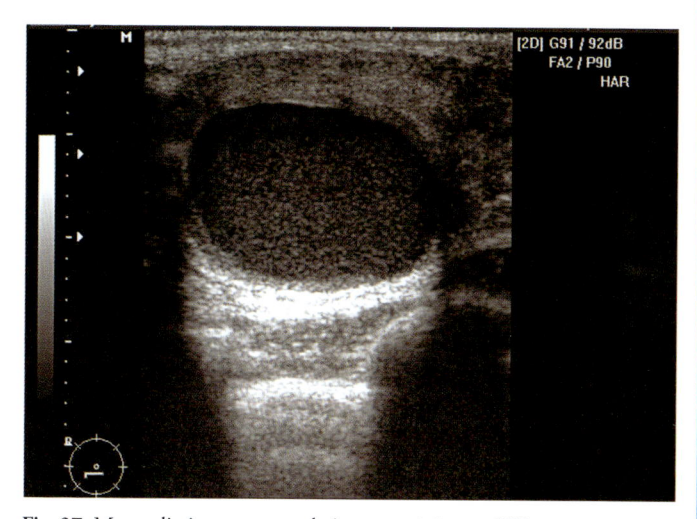

Fig. 37. Mama direita apresentando imagem cística no QIE, com contornos regulares e reforço acústico posterior, contendo finos *debris* em suspensão no interior, medindo 2,6 × 1,8 cm. BI-RADS® US: 3 – Achados provavelmente benignos.

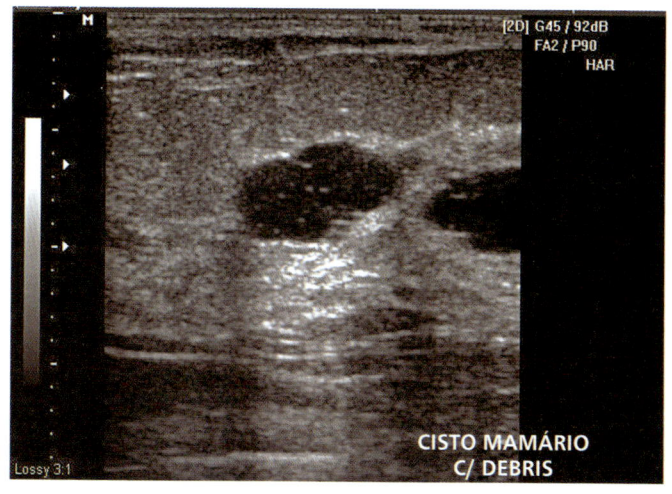

Fig. 38. Mama esquerda apresentando duas imagens císticas no QSE, medindo 1,2 × 0,8 cm e 1,0 × 0,8 cm, ambas com contornos regulares, reforço acústico posterior e contendo *debris* em suspensão.
BI-RADS® US: 4a – Baixa suspeita de malignidade.

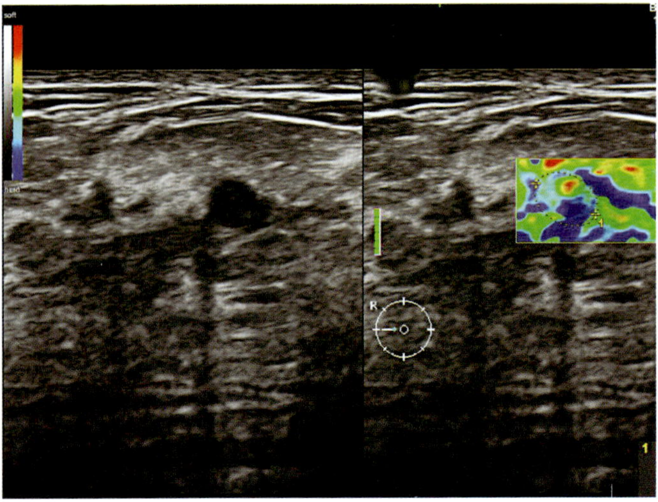

Fig. 39. Há uma imagem nodular hipoecoica no QSE da mama direita, com contornos regulares e medindo 0,4 cm, compatível com cisto de conteúdo denso. O estudo Doppler colorido não evidenciou vascularização no interior ou periferia da imagem. Foi realizada também elastografia complementar, que evidenciou que o tecido avaliado não tem consistência endurecida.
BI-RADS® US: 3 – Provavelmente benigno.

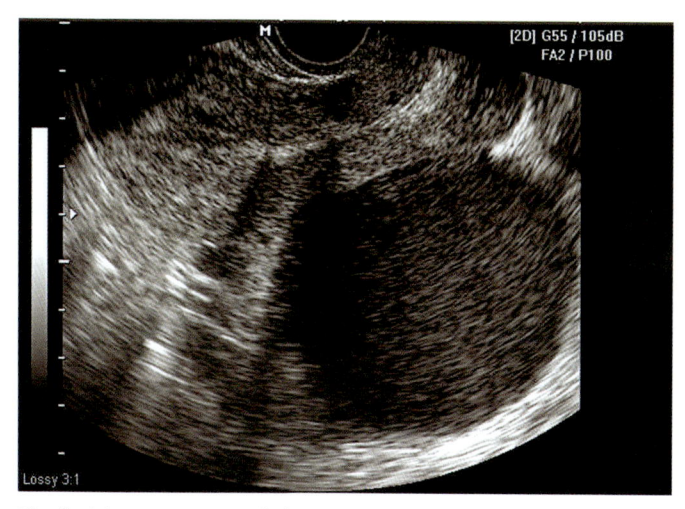

Fig. 40. Massa cística preenchida por ecos de baixa intensidade e de paredes bem delimitadas (tipo vidro moído) no ovário esquerdo, medindo 5,5 × 4,3 cm (volume de 61 cm³), compatível com endometrioma. (Nota do autor: o principal diagnóstico diferencial é de cisto hemorrágico. Para diferenciação, fazer novo exame ultrassonográfico após o próximo ciclo menstrual. O endometrioma, ao contrário do cisto hemorrágico, permanece.)

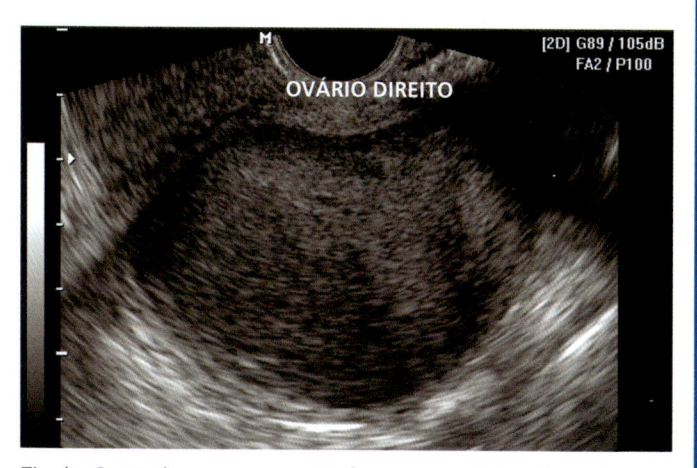

Fig. 41. Ovário direito com conteúdo finamente ecogênico e homogêneo, medindo 6,5 × 4,0 cm (volume de 54 cm³) e que já era visível em exame prévio, há 45 dias. Achados sugestivos de endometrioma. (Nota do autor: os *debris* do endometrioma normalmente têm aspecto mais homogêneo que os cistos hemorrágicos.)

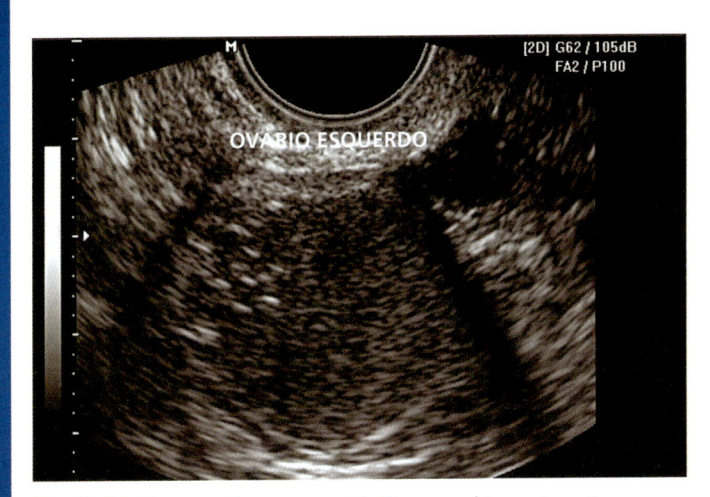

Fig. 42. Ovário esquerdo com conteúdo finamente hipoecoico e áreas ecogênicas pontuais no interior, medindo 3,8 × 2,5 cm (volume de 12 cm³), sugestivo de corpo lúteo hemorrágico.

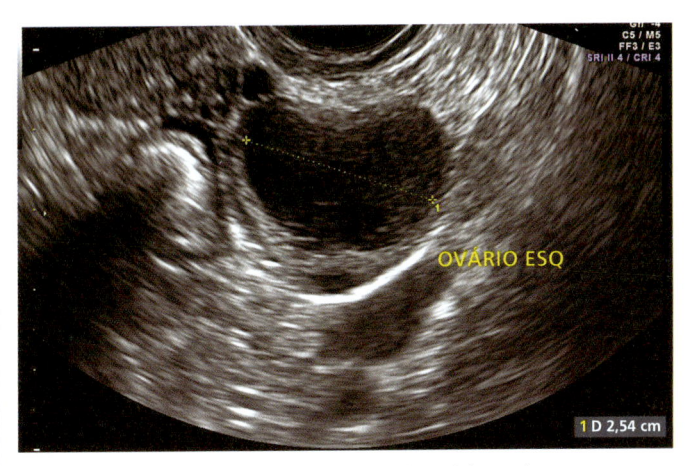

Fig. 43. Presença de massa de aspecto cístico, bem delimitada e com conteúdo finamente ecogênico em ovário esquerdo, medindo 2,5 cm no seu maior eixo, compatível com cisto de conteúdo hemorrágico. O diagnóstico diferencial com endometrioma deve ser realizado na primeira fase do ciclo menstrual seguinte.

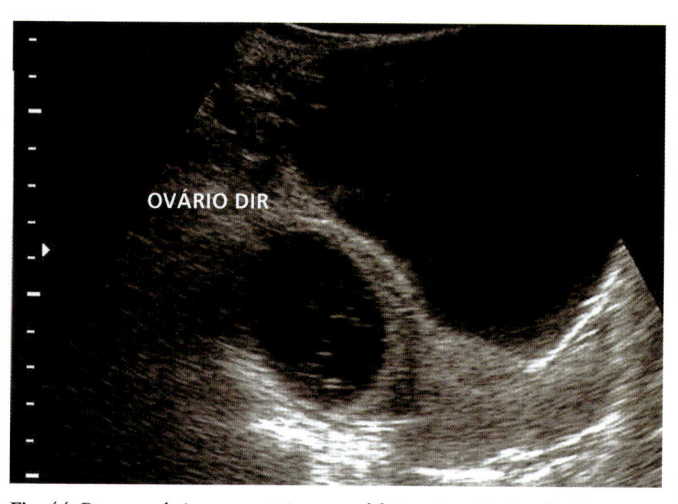

Fig. 44. Presença de imagem cística com *debris* no interior, localizada na topografia anexial direita de provável origem ovariana, medindo 5,2 × 3,3 cm (volume de 26 cm³). Sugiro, a critério clínico, a realização de ultrassonografia transvaginal para melhor análise.

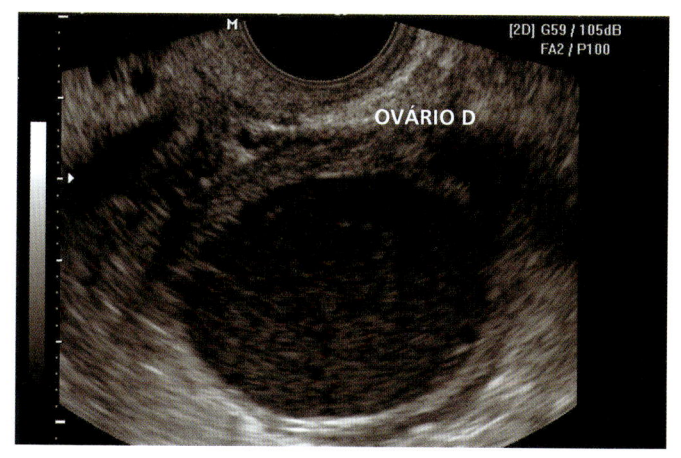

Fig. 45. Ovário direito com cisto contendo ecos finamente ecogênicos, medindo 4,8 × 3,7 cm (volume de 32 cm³), (que apresentaram resolução no ciclo menstrual seguinte). Achados compatíveis com cisto hemorrágico.

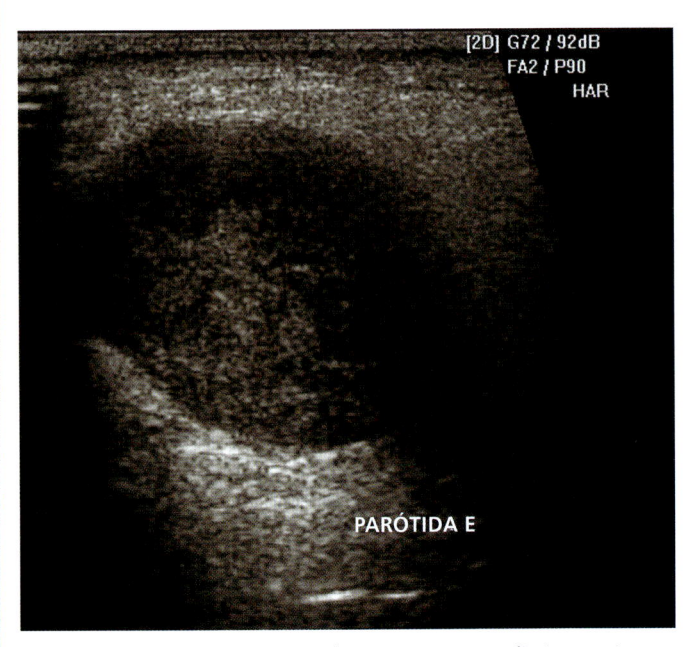

Fig. 46. Nódulo hipoecoico, com reforço posterior e com limites precisos no interior da parótida esquerda, medindo 4,2 × 2,9 cm e volume de 19 cm³.
O principal diagnóstico diferencial inclui adenoma pleomórfico.
No entanto, a ultrassonografia não pode excluir adenocarcinoma por si só.

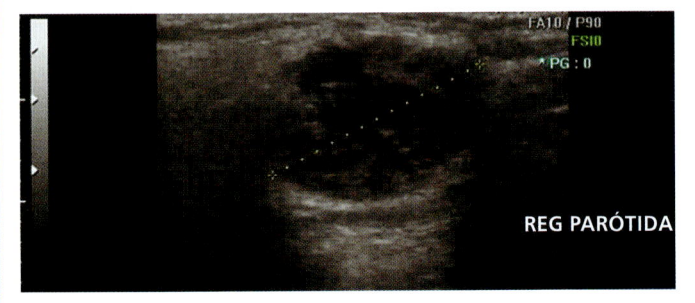

Fig. 47. Imagem nodular hipoecoica e heterogênea, com contornos regulares e reforço acústico posterior, situada no interior da parótida direita e medindo 2,2 × 1,7 cm.

PARTE 3

CISTOS COM SEPTOS

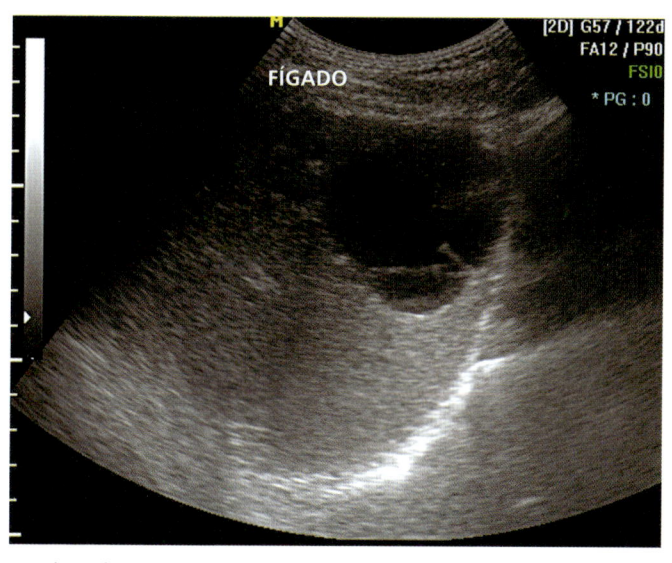

Fig. 48. Lobo esquerdo do fígado, apresentando imagem cística com septações no interior, paredes regulares e reforço acústico posterior, medindo 5,8 × 4,9 cm.

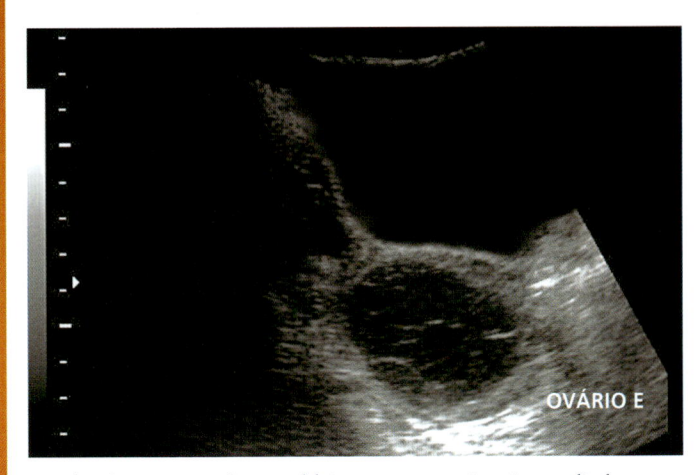

Fig. 49. Ovário esquerdo com *debris* e septações no interior, medindo 5,7 × 4,9 cm e volume de 55 cm³, que pode corresponder a cisto hemorrágico. No entanto, sugere-se, a critério clínico, repetição do exame no início do próximo ciclo menstrual.

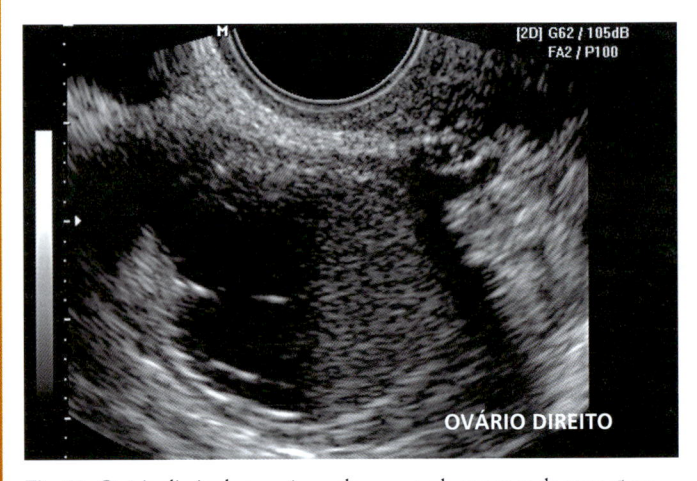

Fig. 50. Ovário direito heterogêneo, decorrente da presença de septações e *debris* ecogênicos no interior, medindo 6,6 × 4,3 cm (volume de 56 cm³), provavelmente correspondendo a coágulo retrátil de cisto hemorrágico. O controle evolutivo em 3 a 4 semanas é importante para o diagnóstico diferencial.

Cistos com Septos

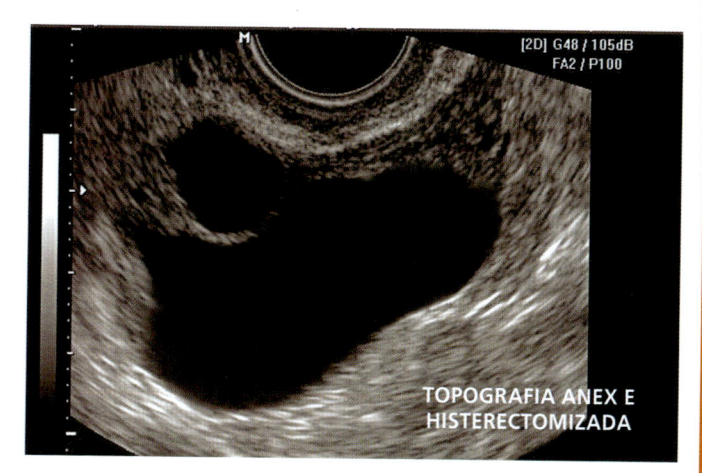

Fig. 51. Paciente histerectomizada apresentando imagem cística de contornos regulares em topografia anexial esquerda, medindo 5,5 × 3,4 × 3,8 cm (volume de 36 cm³), com projeções ecogênicas espessas a partir da parede. (Nota do autor: cistadenoma seroso.)

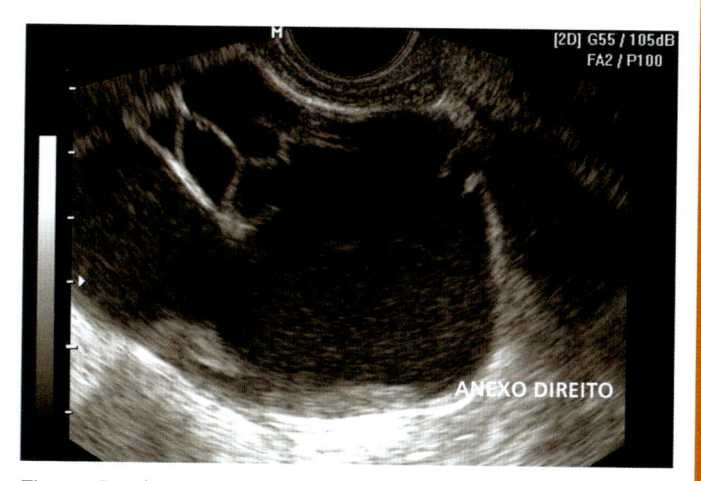

Fig. 52. Grande imagem cística em topografia anexial direita medindo 12,1 × 6,5 × 9,4 cm (volume de 384 cm³), com finos *debris*, projeções ecogênicas na parede e múltiplos septos no interior. (Nota do autor: corpo lúteo hemorrágico.)

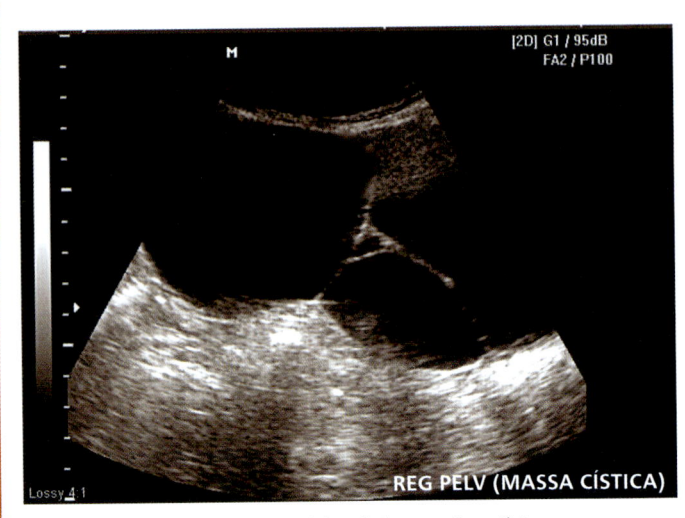

Fig. 53. Grande massa cística multiloculada na região pélvica, em contiguidade com ovário esquerdo, com contornos regulares e paredes delgadas, medindo 14,6 × 8,7 × 9,1 cm e volume de 600 cm³.
(Nota do autor: cisto de inclusão peritoneal.)

PARTE 4

CISTOS COM COMPONENTE SÓLIDO

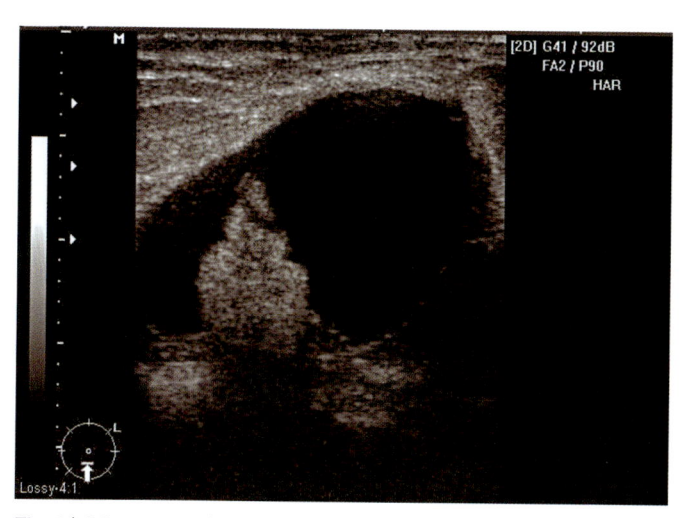

Fig. 54. Mama esquerda apresentando imagem cística anecoica na junção nos quadrantes inferiores, medindo 4,2 × 3,1 cm e com componente sólido irregular na superfície posterior, tipo vegetação. BI-RADS® US: 4c – Alta suspeita de malignidade.

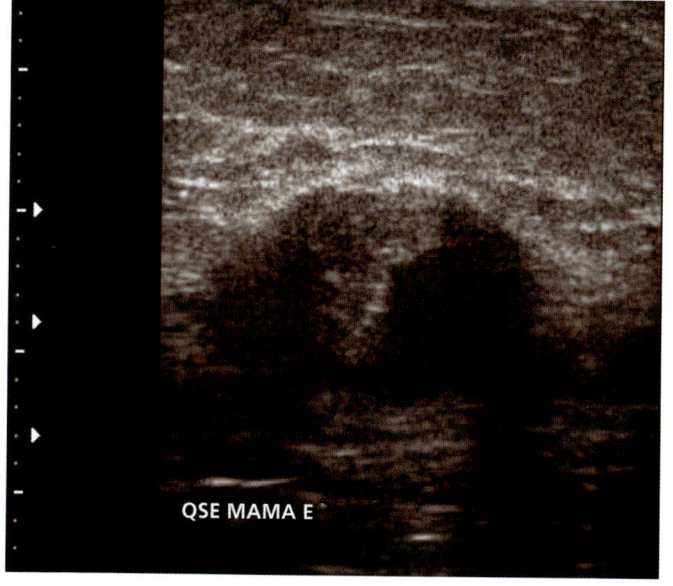

Fig. 55. Mesma descrição da imagem anterior mudando apenas as medidas.

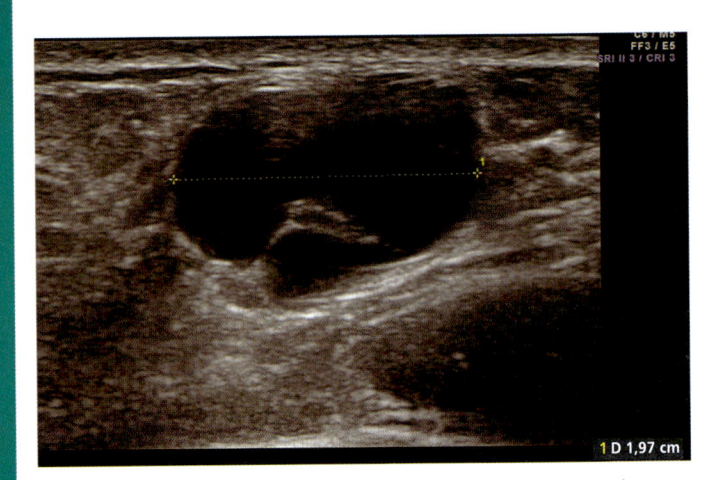

Fig. 56. Presença de imagem cística de contornos regulares no QSE da mama esquerda, medindo 1,8 × 1,6 cm, contendo área sólida ecogênica aderida à parede. BI-RADS® US: 4a – Baixa suspeita de malignidade. (Nota do autor: galactocele.)

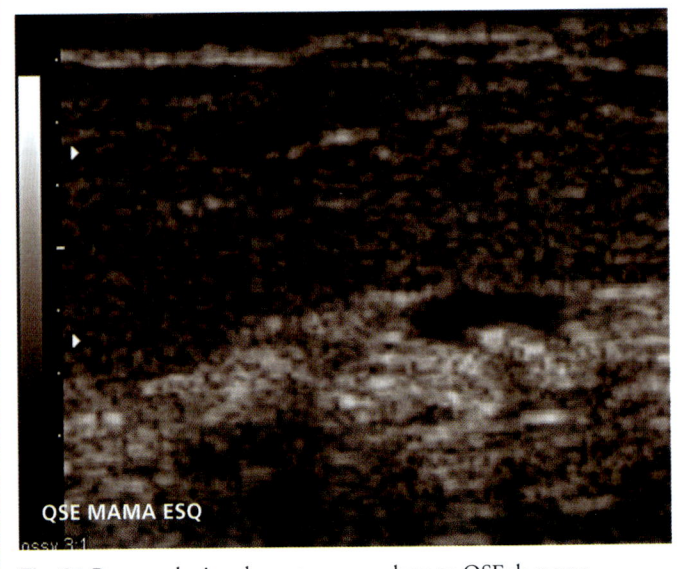

Fig. 57. Presença de cisto de contornos regulares no QSE da mama esquerda, medindo 0,6 cm, contendo imagem ecogênica de 0,3 cm junto à parede, causando sombra acústica posterior, sugerindo calcificação. BI-RADS® US: 4a – Baixa suspeita de malignidade.

Cistos com Componente Sólido

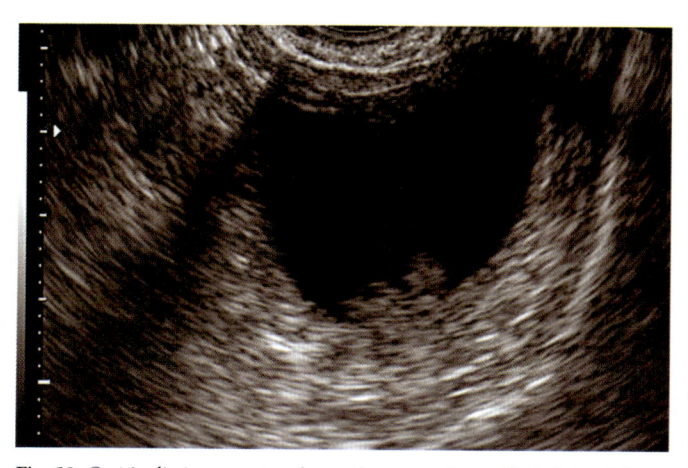

Fig. 58. Ovário direito com cisto de paredes espessadas medindo 3,8 × 2,5 cm e imagem ecogênica irregular, tipo vegetação, aderida à parede posterior. (Nota do autor: cistadenoma seroso.)

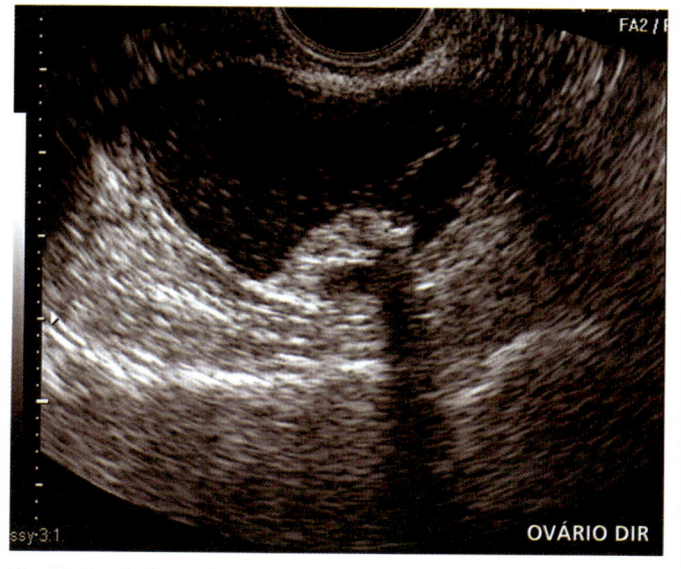

Fig. 59. Ovário direito de aspecto cístico, medindo 5,1 × 2,6 cm (volume de 22 cm³), com finos *debris* e também contendo imagem hiperecogênica irregular com sombra acústica. (Nota do autor: cisto dermoide (ou teratoma) – a imagem ecogênica com sombra acústica corresponde a dentes no interior do ovário.)

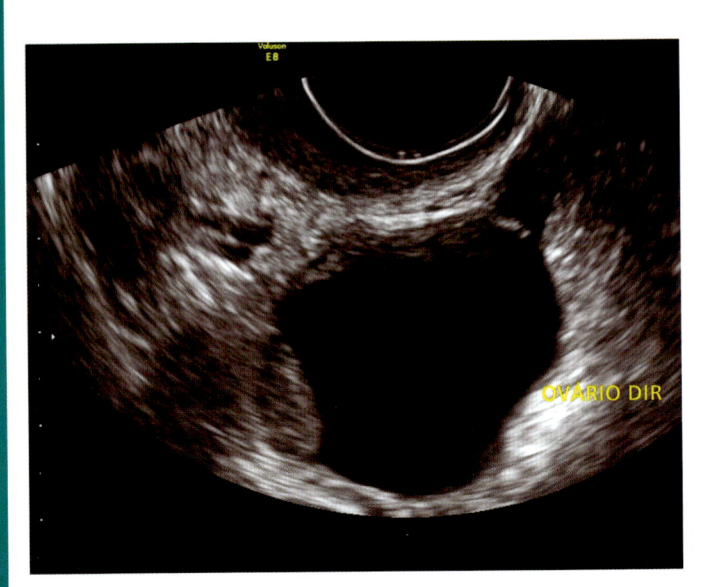

Fig. 60. Ovário direito com imagem cística, medindo 4,3 × 3,8 cm (volume de 33 cm³), contendo massa ecogênica junto à parede, medindo 1,5 cm.
(Nota do autor: coágulo retraído em cisto hemorrágico.)

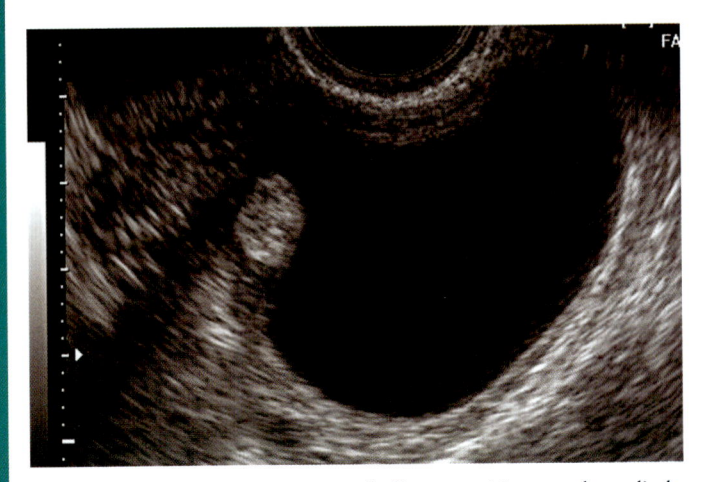

Fig. 61. Cisto ovariano anecoico e paredes lisas em ovário esquerdo medindo 6,2 × 3,4 × 4,5 cm e volume de 49 cm³. No seu interior há uma imagem hiperecogênica, medindo 1,2 cm sem sombra acústica posterior.
(Nota do autor: foco de gordura em cisto dermoide.)

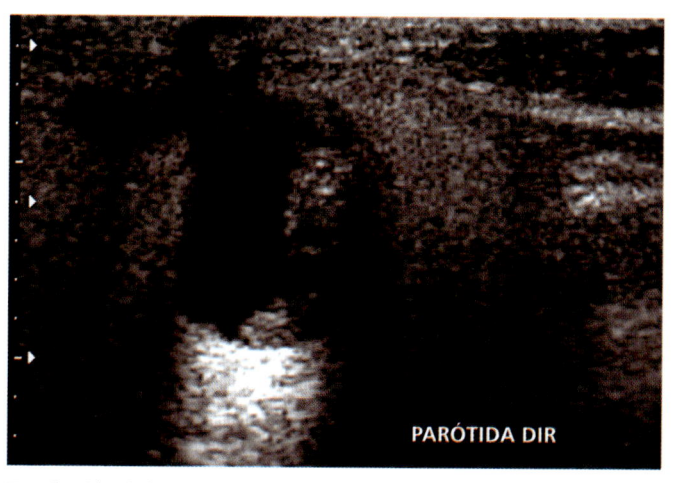

Fig. 62. Glândula parótida direita, apresentando um cisto de contornos regulares, reforço acústico posterior, medindo 1,7 × 1,4 cm. No seu interior, observam-se imagens sólidas ecogênicas irregulares, tipo vegetação.

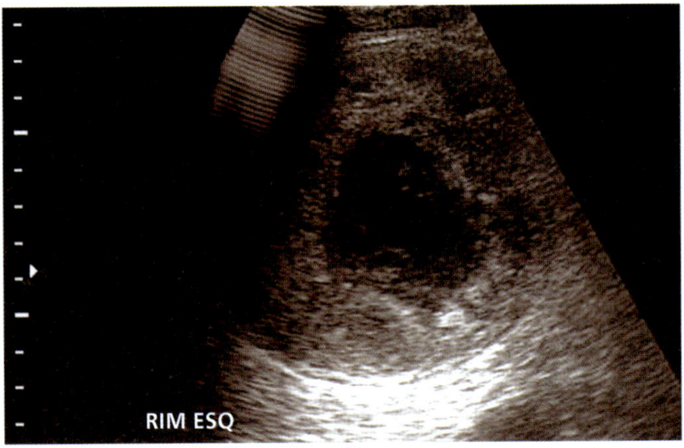

Fig. 63. Rim esquerdo, apresentando imagem nodular hipoecoica e heterogênea em polo inferior, medindo 9,8 × 7,5 × 8,5 cm (volume de 324 cm³), com contornos regulares e área cística central irregular com conteúdo denso ecogênico.

PARTE 5

MASSAS CÍSTICAS

MASSAS CÍSTICAS

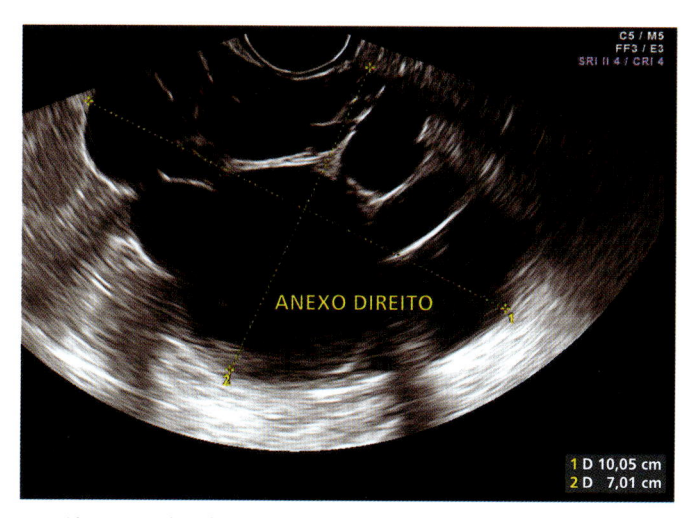

Fig. 64. Ocupando o fundo de saco posterior e topografia de anexo direito, identifica-se lesão expansiva cística multisseptada e bem delimitada, medindo aproximadamente, $10,0 \times 7,0 \times 7,3$ cm (265 cm³), de provável origem ovariana.

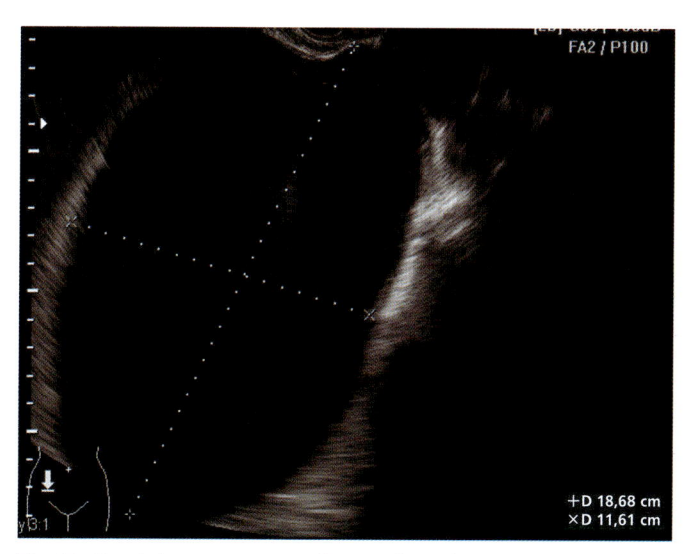

Fig. 65. Grande imagem cística no flanco inferior direito do abdome, com contornos regulares e sem conteúdo denso, medindo $18,6 \times 11,6 \times 13,1$ cm e volume de 1.470 cm³.

MASSAS CÍSTICAS

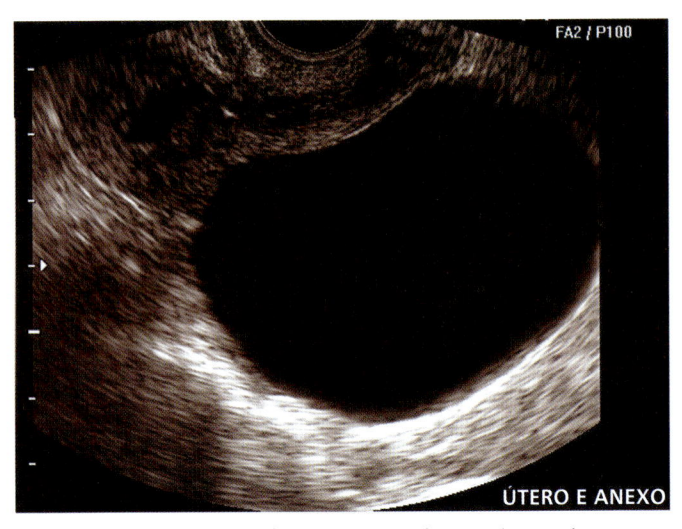

Fig. 66. Presença de imagem cística em topografia anexial esquerda, com contornos regulares, sem septos ou *debris* no interior, medindo 7,1 × 4,8 cm (volume de 90 cm³).

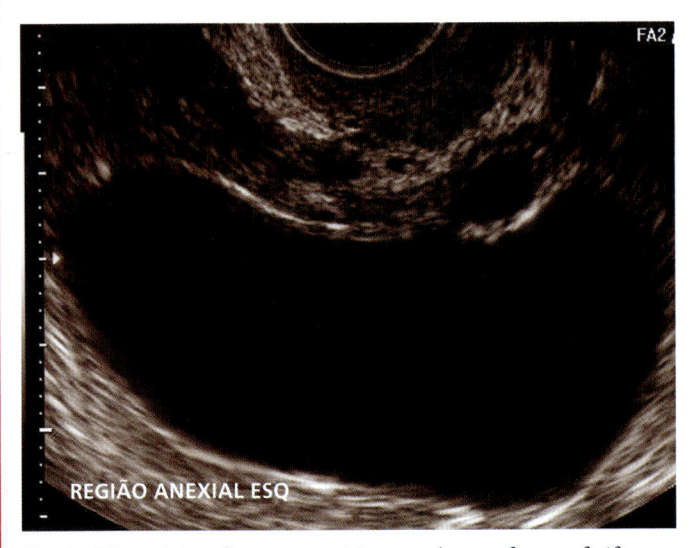

Fig. 67. Massa cística adjacente ao ovário esquerdo, com formato fusiforme e sem conteúdo denso, medindo 7,2 × 3,5 × 4,1 cm (volume de 53 cm³), compatível com hidrossalpinge.

MASSAS CÍSTICAS

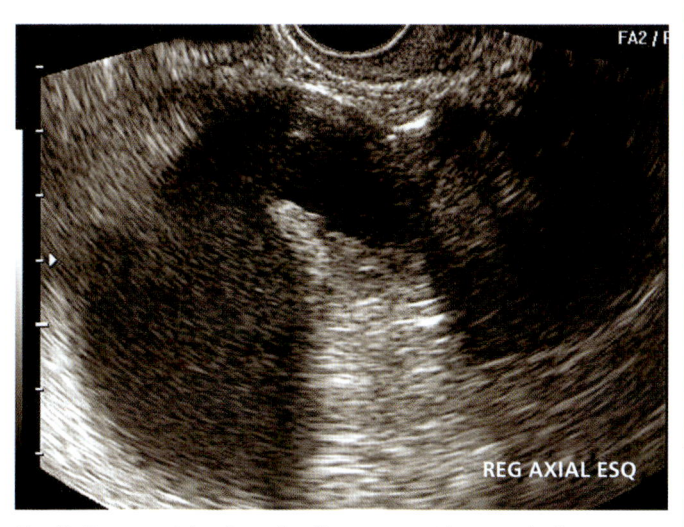

Fig. 68. Imagem cística alongada adjacente ao ovário esquerdo, formato fusiforme, com paredes lisas e sem septos ou *debris* no interior, medindo aproximadamente 12,2 × 4,5 cm, compatível com hidrossalpinge.

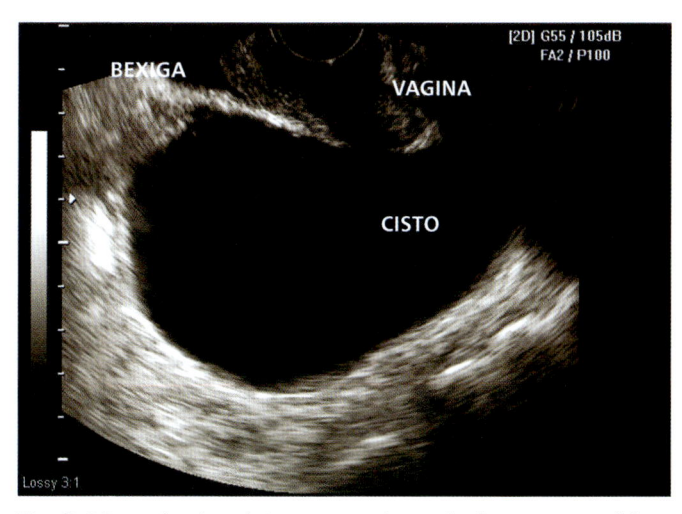

Fig. 69. Mesma descrição da imagem anterior mudando apenas as medidas. (Nota: paciente histerectomizada.)

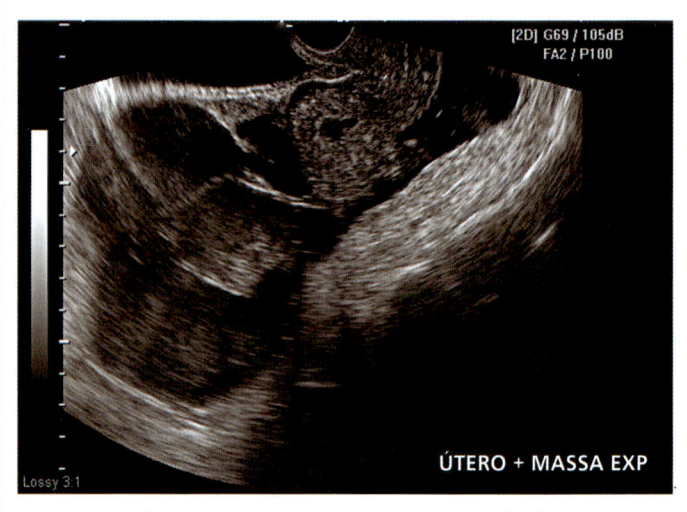

Fig. 70. Grande massa expansiva junto ao útero, com múltiplos septos e *debris* no interior, medindo 14,9 × 9,2 × 11,4 cm e volume de 812 cm³. Há também moderada quantidade de líquido livre na pelve.
(Nota do autor: carcinoma ovariano.)

PARTE 6

NÓDULOS MISTOS

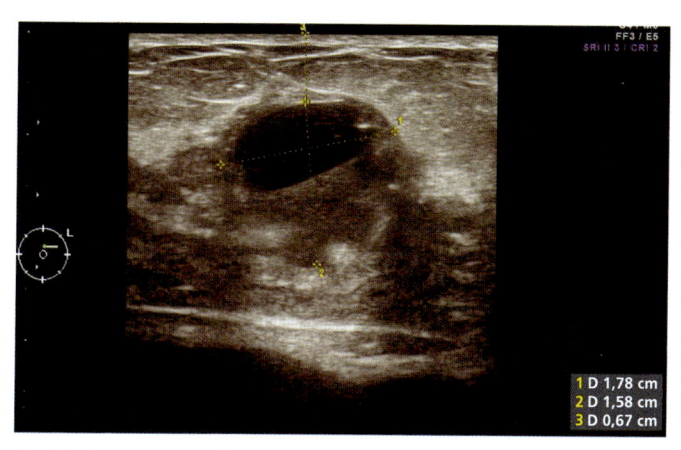

Fig. 71. A mama esquerda apresenta uma imagem cística circunscrita, medindo 1,7 × 1,5 cm na junção dos quadrantes superiores e distando 0,6 cm da pele, com área ecogênica no interior e intensa vascularização periférica vista ao Doppler colorido (Fig. 72). Achados sugestivos de galactocele. BI-RADS® US: 4a – Baixa suspeita de malignidade. (Nota do autor: paciente com 32 semanas de gestação.)

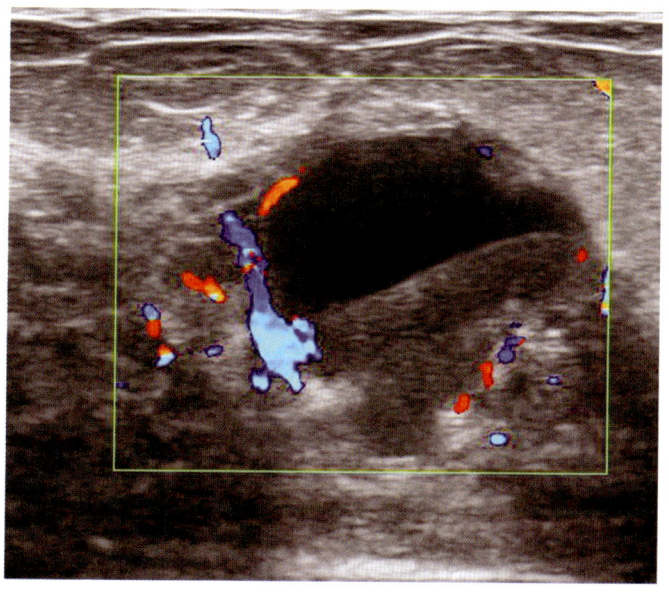

Fig. 72.

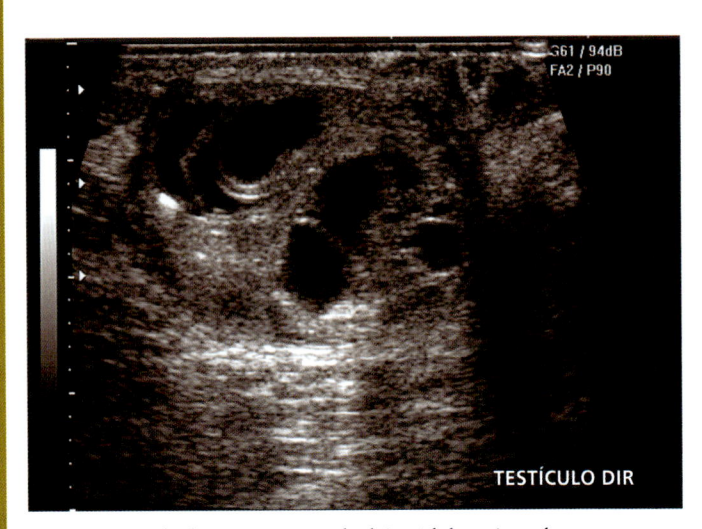

Fig. 73. Testículo direito apresentando dois nódulos mistos de predominância cística, com contornos regulares, medindo 2,2 × 1,0 cm e 2,0 × 2,0 cm. (Nota do autor: nódulos sólidos com degeneração cística.)

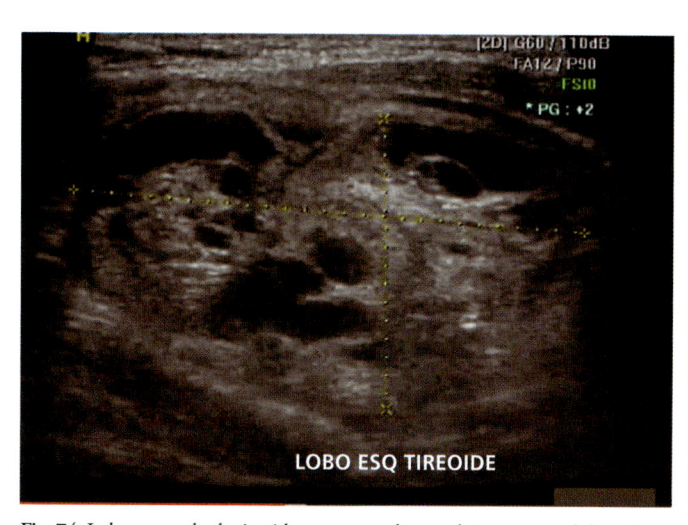

Fig. 74. Lobo esquerdo da tireoide apresentando grande imagem nodular mista com predominância sólida ecogênica, com contornos regulares e sem microcalcificações no interior, medindo 4,2 × 2,8 × 3,1 cm (volume de 19 cm³). TI-RADS 3 – Achados provavelmente benignos.

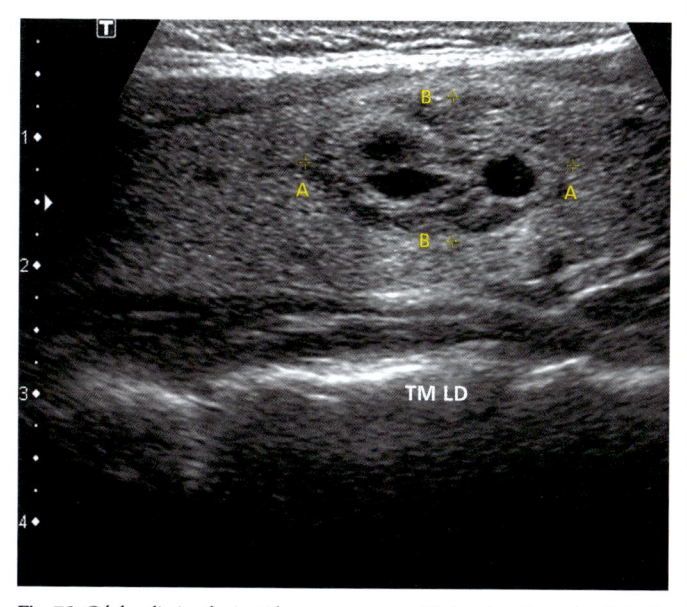

Fig. 75. O lobo direito da tireoide apresenta um nódulo misto de predominância sólida em seu terço médio, medindo 3,3 × 2,1 cm, com contornos regulares e sem microcalcificações no interior. TI-RADS 3 – Achados provavelmente benignos.

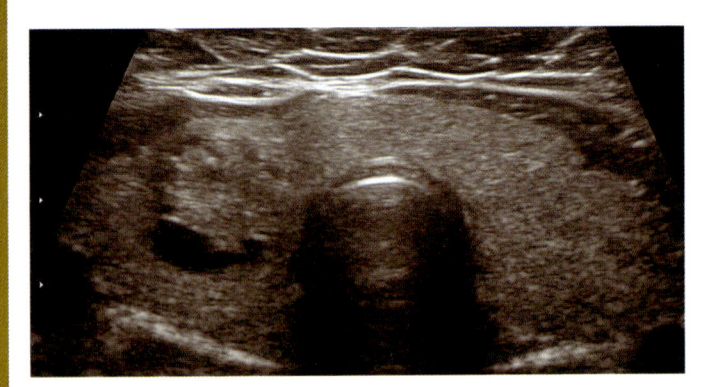

Fig. 76. Nódulo misto de predominância sólida, com contornos regulares e bem definidos, sem microcalcificações no interior, situado em polo inferior do lobo direito da tireoide e medindo 1,4 × 1,1 cm. O estudo do Doppler colorido (Fig. 77) demonstrou vascularização apenas na periferia do nódulo. (Classificação padrão 2 de Chammas) – TI-RADS 4a – Baixa suspeita de malignidade.

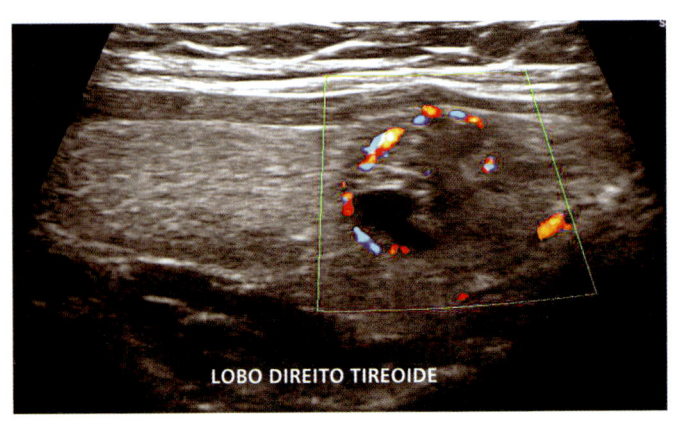

Fig. 77.

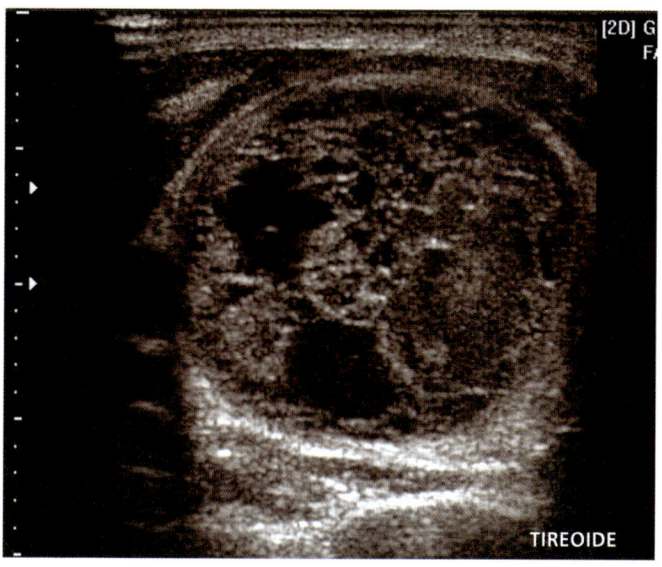

Fig. 78. Nódulo misto de predominância sólida em lobo esquerdo da tireoide medindo 3,3 × 2,8 cm, hipoecoico, com bordas regulares e algumas microcalcificações no interior. TI-RADS 4a – Baixa suspeita de malignidade.

PARTE 7

NÓDULOS SÓLIDOS ECOGÊNICOS

NÓDULOS SÓLIDOS ECOGÊNICOS

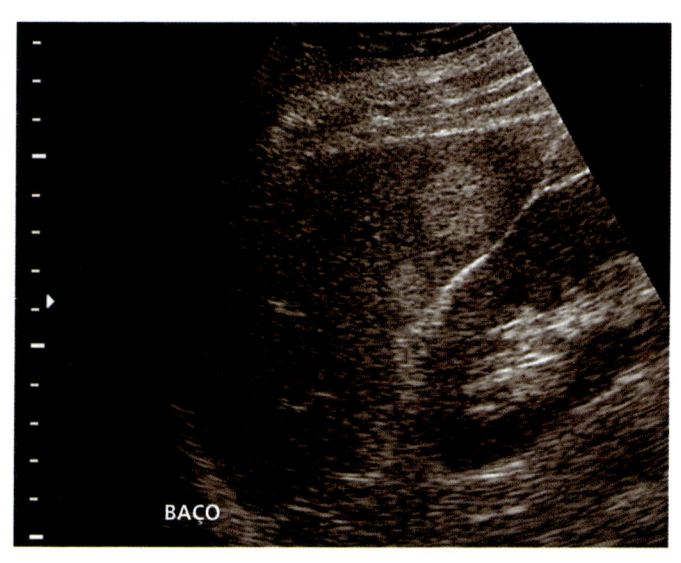

Fig. 79. Observam-se duas imagens nodulares sólidas e ecogênicas bem delimitadas no terço inferior do baço, medindo 2,7 cm e 0,9 cm. (Nota do autor: hemangiomas.)

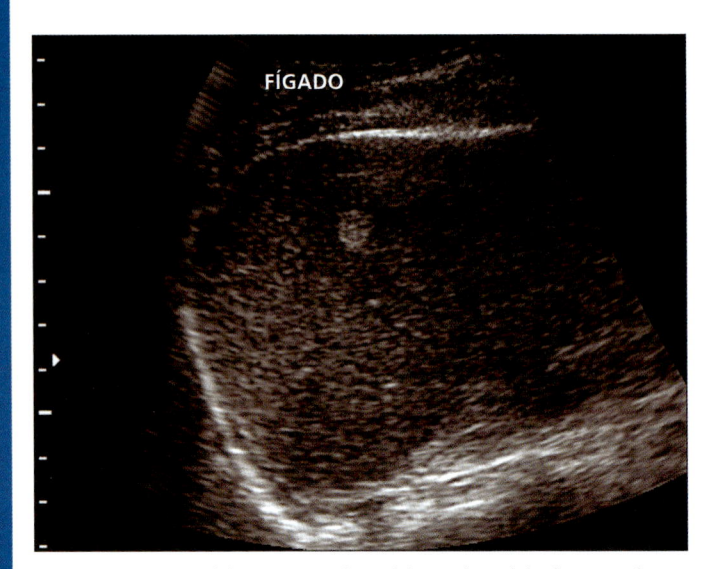

Fig. 80. Imagem nodular ecogênica bem delimitada no lobo hepático direito medindo 0,8 cm. (Nota do autor: hemangioma.)

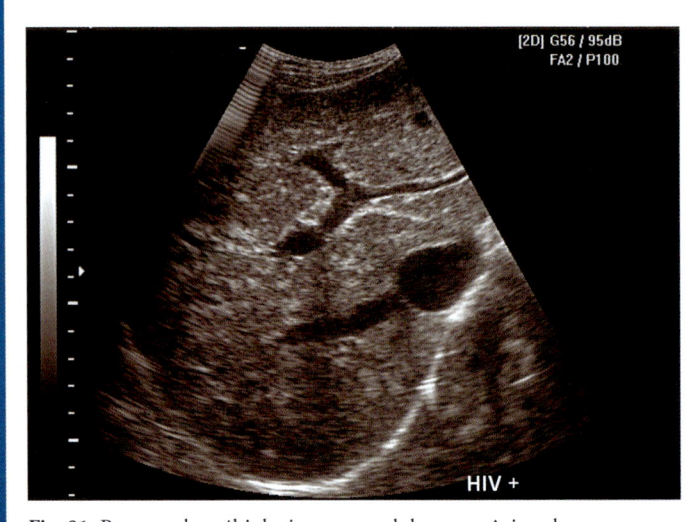

Fig. 81. Presença de múltiplas imagens nodulares ecogênicas de pequenas dimensões (menores que 0,5 cm) dispersas por todo parênquima hepático. (Nota do autor: candidíase hepática em paciente HIV-positivo.)

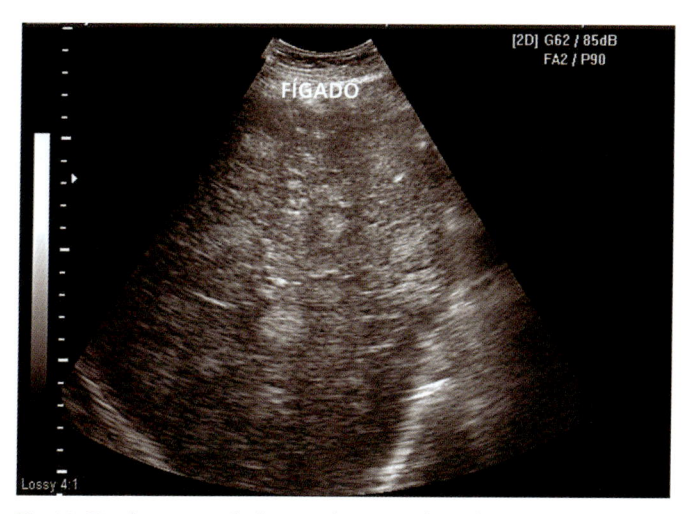

Fig. 82. Fígado aumentado de tamanho contendo múltiplas imagens nodulares ecogênicas, distribuídas por todo parênquima hepático, medindo a maior 2,2 cm em lobo direito. (Nota do autor: metástases hepáticas.)

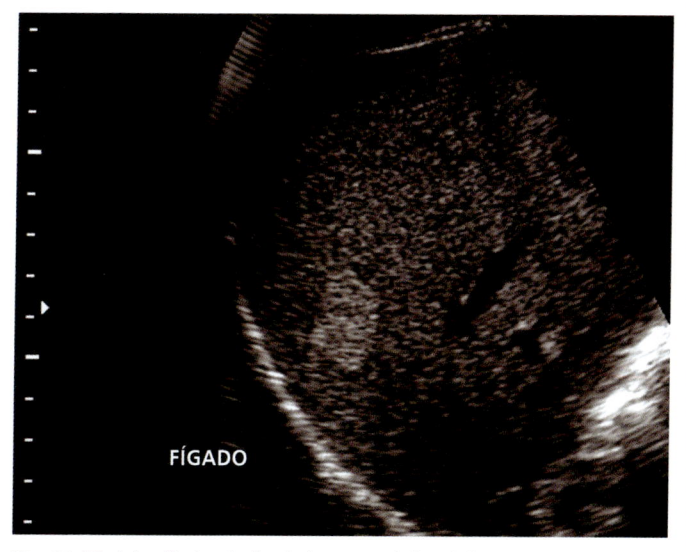

Fig. 83. No lobo direito do fígado há um nódulo sólido ecogênico e bem delimitado, medindo 2,4 cm. (Nota do autor: hemangioma.)

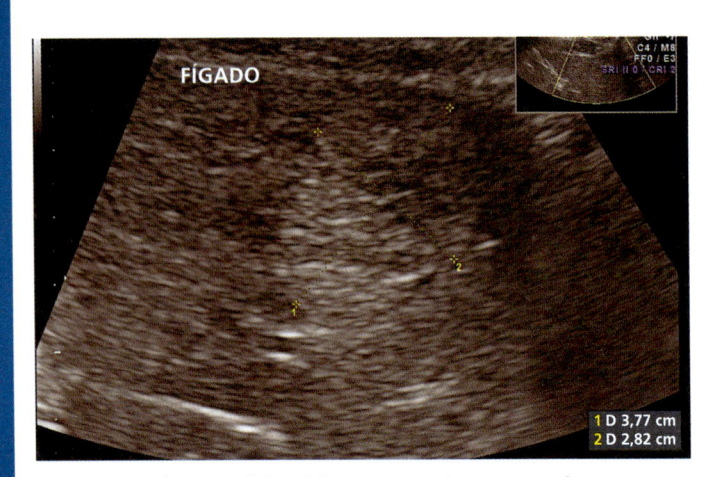

Fig. 84. Identifica-se nódulo sólido ecogênico e heterogêneo, de contornos levemente irregulares em lobo hepático esquerdo, medindo 3,7 × 2,8 cm. (Nota do autor: hemangioma.)

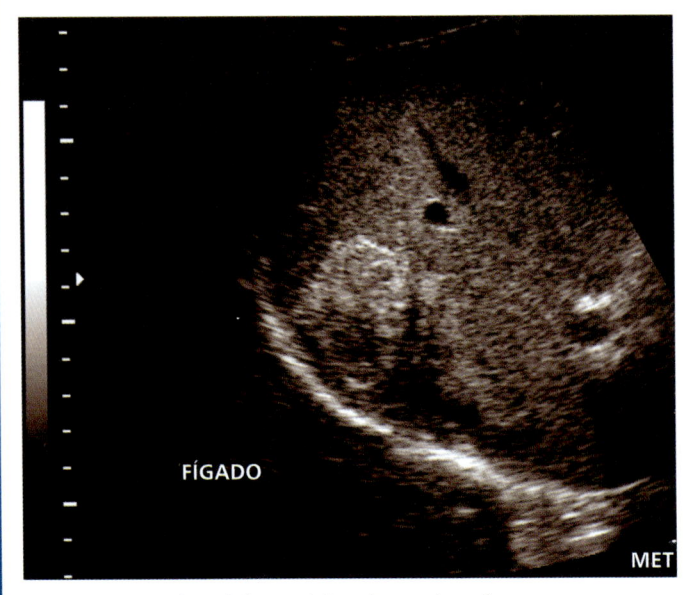

Fig. 85. Presença de nódulo ecogênico e heterogêneo de contornos irregulares, situado em lobo direito do fígado e medindo 4,2 × 3,4 cm. (Nota do autor: metástase hepática.)

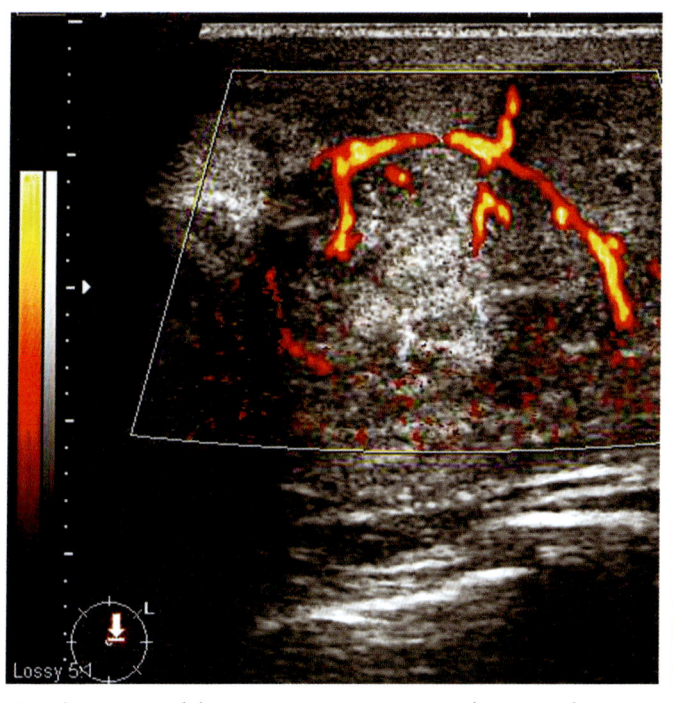

Fig. 86. Imagem nodular ecogênica na região retroareolar externa da mama esquerda, com limites imprecisos. O estudo do Doppler colorido evidenciou que o nódulo apresenta vasos periféricos e centrais.
BI-RADS® US: 5 – Altamente sugestivo de malignidade.

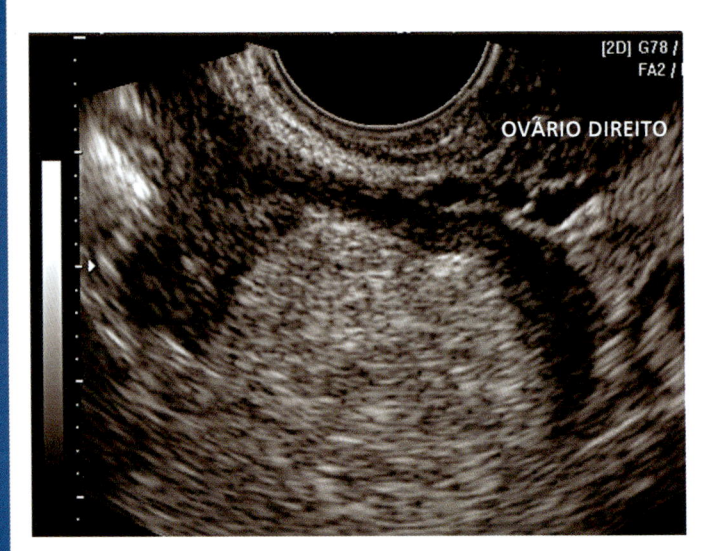

Fig. 87. Presença de imagem hiperecogênica sem sombra acústica no interior do ovário direito, medindo 2,9 cm. Estes achados podem estar relacionados com cisto dermoide. (Nota do autor: a área ecogênica refere-se a pelos no interior.)

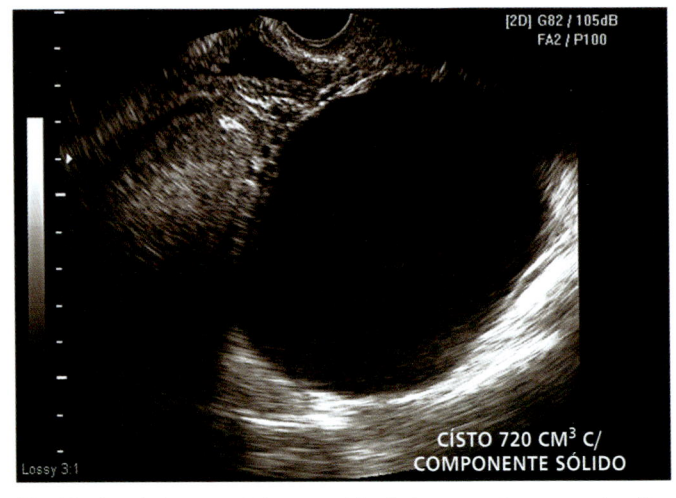

Fig. 88. Grande imagem cística em ovário direito com volume aproximado de 720 cm³ apresentando elemento nodular ecogênico homogêneo contíguo. (Nota do autor: cisto dermoide.)

NÓDULOS SÓLIDOS ECOGÊNICOS

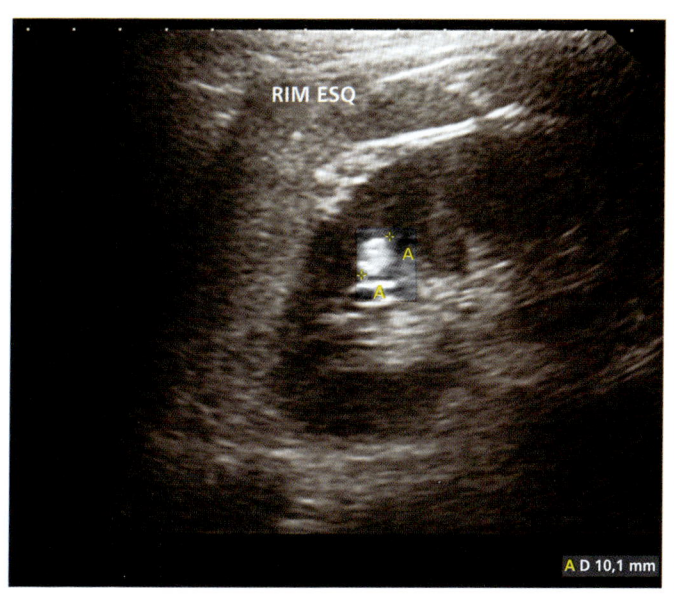

Fig. 89. Há uma imagem ecogênica bem delimitada na região cortical do polo superior do rim esquerdo, medindo 1,0 cm, sem sombra acústica posterior, sugestiva de angiomiolipoma.

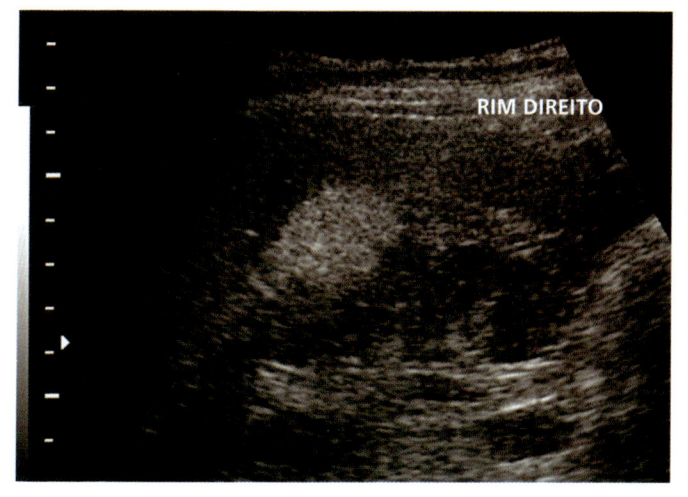

Fig. 90. Presença de imagem ecogênica de contornos regulares em polo superior do rim direito, medindo 3,8 × 1,9 cm, sem causar sombra acústica posterior. (Nota do autor: angiomiolipoma.)

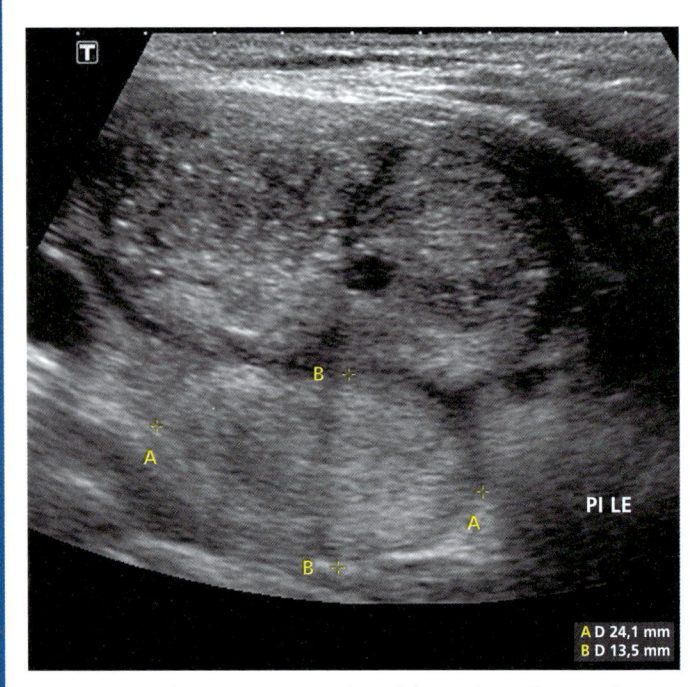

Fig. 91. Nota: a descrição é somente do nódulo ecogênico. Presença de nódulo sólido ecogênico em polo inferior do lobo esquerdo da tireoide medindo 2,4 × 1,3 cm, com contornos regulares, halo periférico e sem microcalcificações no interior. TI-RADS 3 – Achados provavelmente benignos.

NÓDULOS SÓLIDOS ECOGÊNICOS

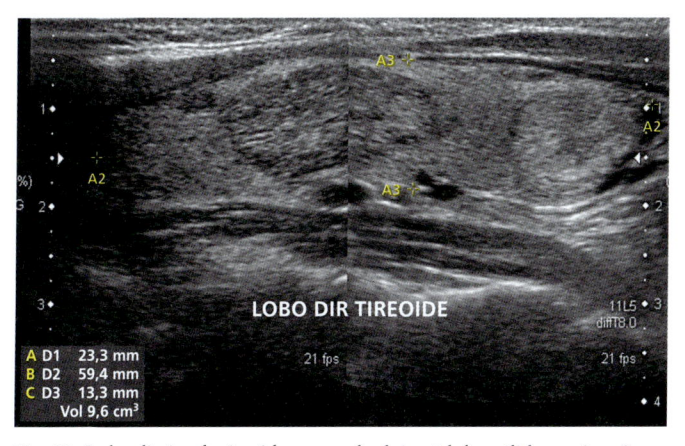

Fig. 92. Lobo direito da tireoide contendo dois nódulos sólidos no interior, sendo um hipoecoico em terço médio, medindo 3,5 × 1,8 cm e outro ecogênico em polo inferior, medindo 1,2 × 1,2 cm. Ambos apresentam halo periférico completo e não contêm microcalcificações. TI-RADS 3 – Achados provavelmente benignos. (Nota do autor: quando há mais de um nódulo, o TI-RADS deve basear-se no mais suspeito.)

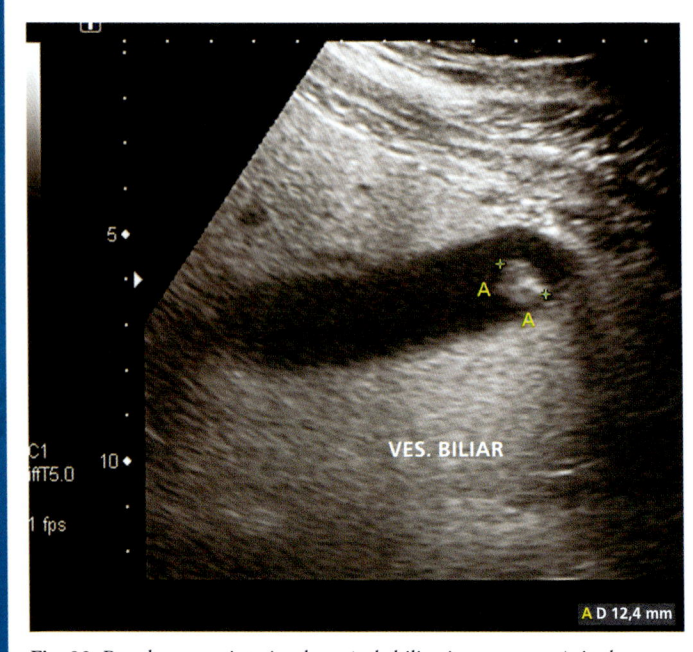

Fig. 93. Percebe-se, no interior da vesícula biliar, imagem ecogênica bem delimitada, sem causar sombra acústica e imóvel à mudança de decúbito, medindo 1,2 cm, compatível com pólipo.

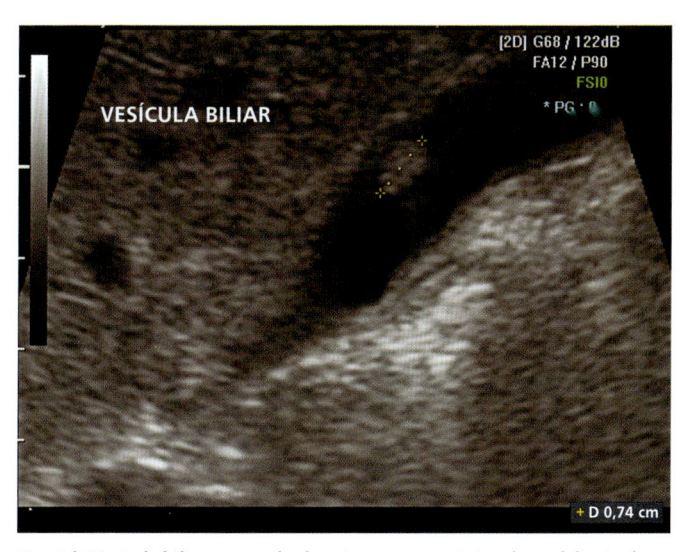

Fig. 94. Vesícula biliar contendo duas imagens ecogênicas bem delimitadas, sem causar sombra acústica e imóvel à mudança de decúbito, medindo 0,7 cm e 0,8 cm, compatível com pólipos. A imagem 3D (Fig. 95) complementar demonstra de forma mais adequada a relação das duas imagens polipoides entre elas e com a vesícula.

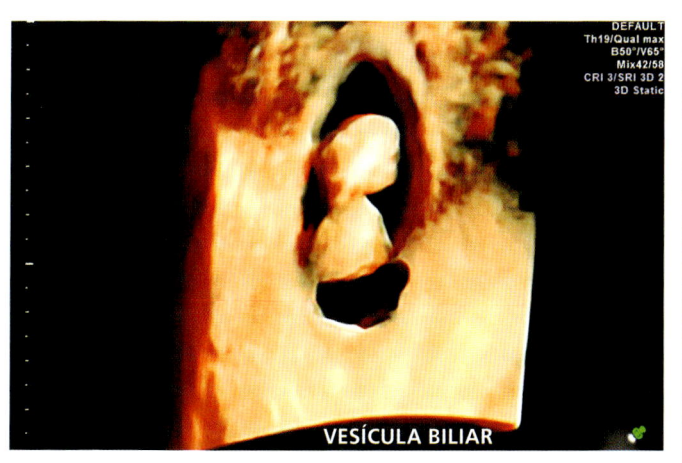

Fig. 95.

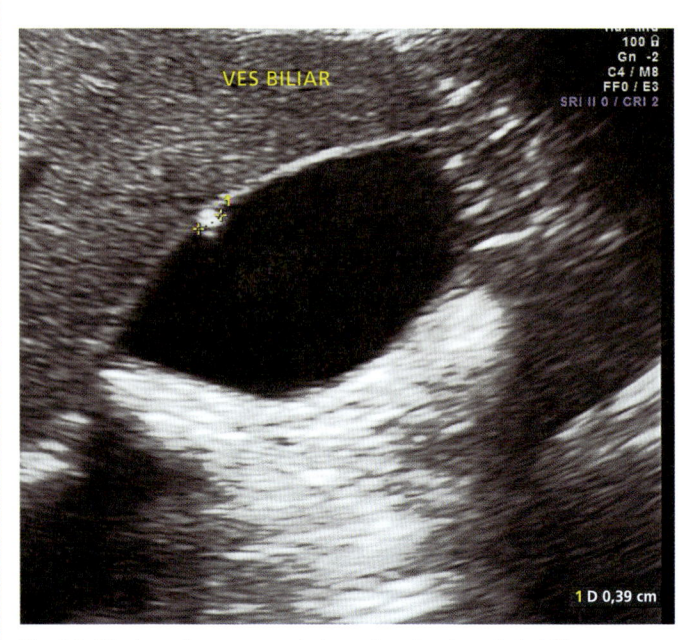

Fig. 96. Diminuta imagem ecogênica no interior da vesícula biliar, aparentemente aderida à sua parede anterior, medindo 0,4 cm e sem causar sombra acústica, sugestiva de pólipo.

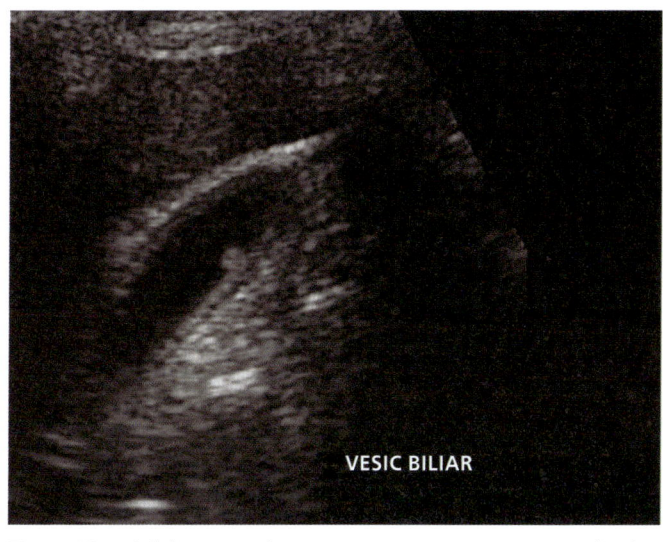

Fig. 97. Vesícula biliar contendo imagem ecogênica aparentemente aderida à sua parede posterior e medindo 0,6 cm, sem causar sombra acústica, compatível com pólipo.

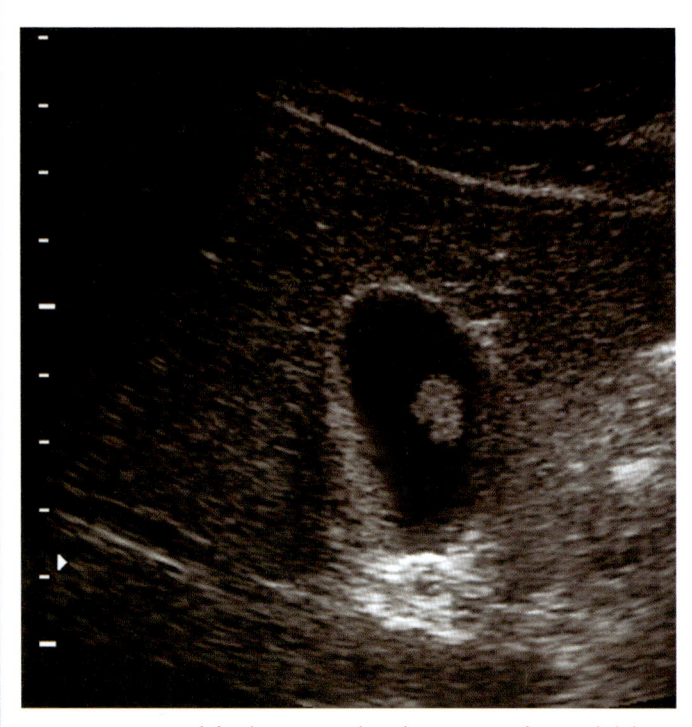

Fig. 98. Imagem nodular de aspecto polipoide no interior da vesícula biliar medindo 1,3 cm.

NÓDULOS SÓLIDOS ECOGÊNICOS

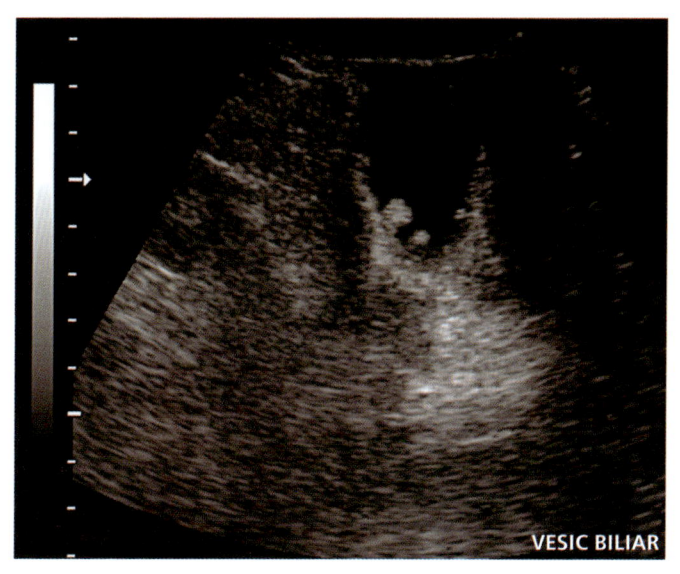

Fig. 99. Há algumas imagens ecogênicas no interior da vesícula biliar, imóveis à mudança de decúbito e sem sombra acústica, medindo a maior aproximadamente 0,7 cm, sugerindo polipose.

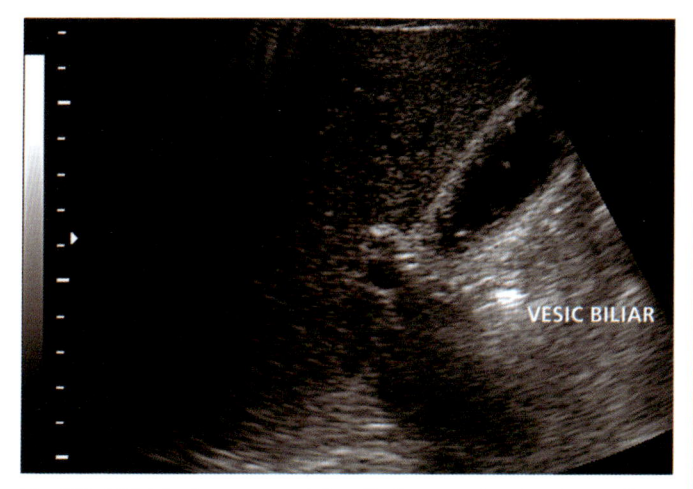

Fig. 100. Múltiplas imagens ecogênicas diminutas no interior da vesícula biliar, com reverberação posterior (artefatos em cauda de cometa), compatível com colesterolose.

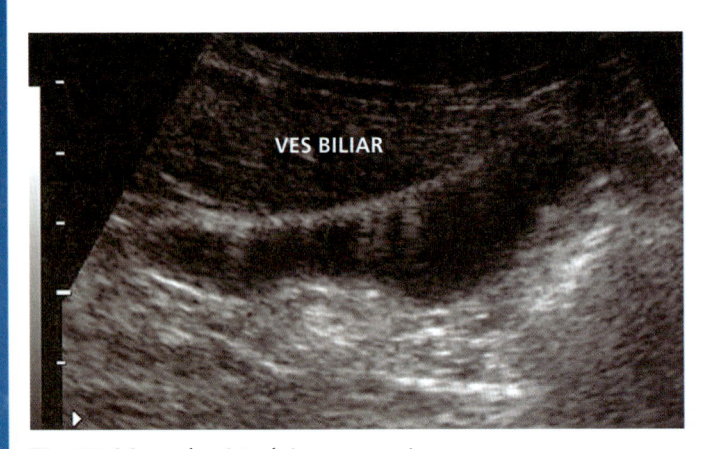

Fig. 101. Mesma descrição da imagem anterior.

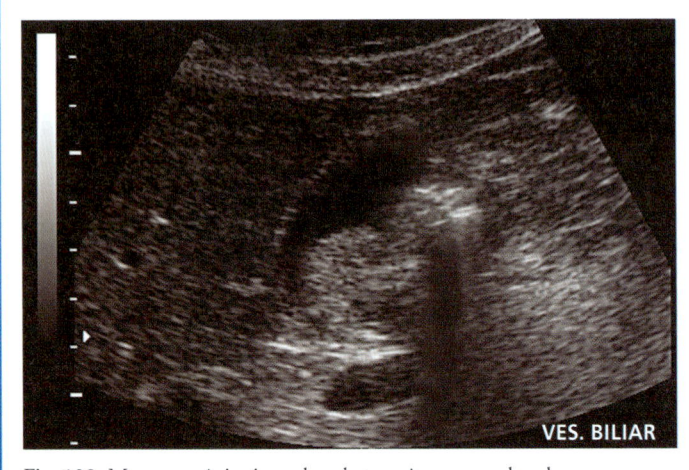

Fig. 102. Massa ecogênica irregular e heterogênea preenchendo parcialmente o lúmen vesicular, de difícil delimitação e causando sombra acústica (provavelmente associada a cálculos). (Nota do autor: carcinoma de vesícula.) Os cálculos normalmente estão presentes nos carcinomas de vesícula.

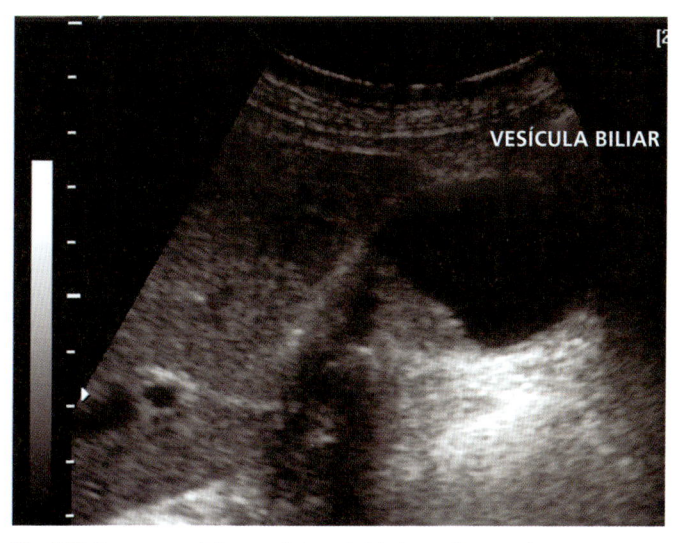

Fig. 103. Imagem nodular ecogênica aderida à parede posterior, com contornos irregulares, medindo 1,9 cm. (Nota do autor: carcinoma de vesícula.)

PARTE 8

NÓDULOS SÓLIDOS HIPOECOICOS

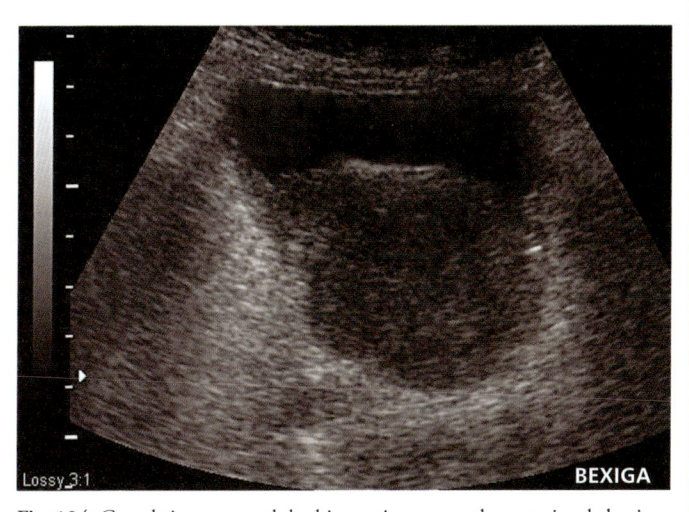

Fig. 104. Grande imagem nodular hipoecoica na parede posterior da bexiga, com contornos regulares e homogênea, medindo 4,8 × 4,5 cm e volume de 50 cm³. O estudo do Doppler colorido (Fig. 105) demonstrou grande vascularização no interior e na periferia do nódulo.
(Nota do autor: carcinoma.)

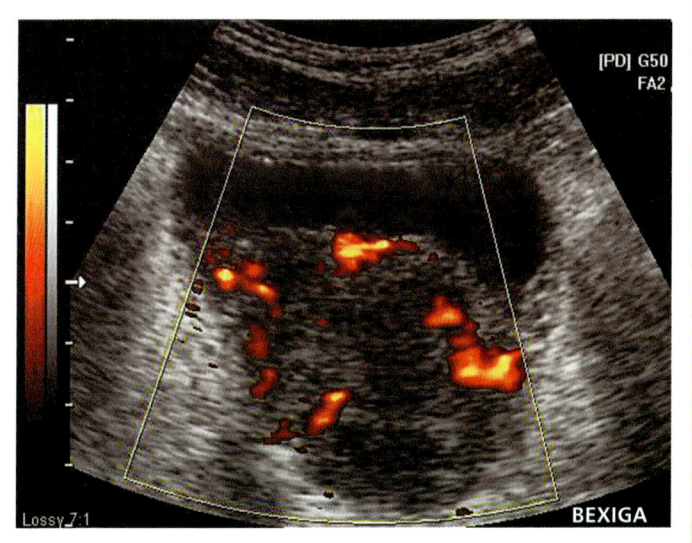

Fig. 105.

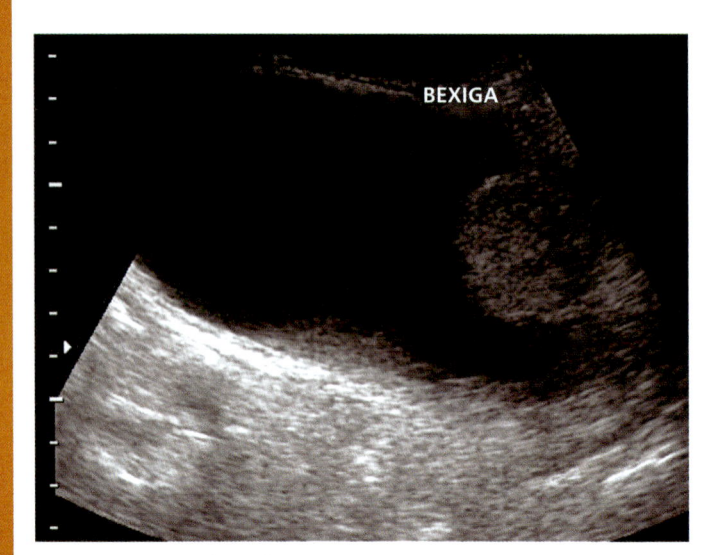

Fig. 106. Massa sólida exofítica hipoecoica e heterogênea, de contornos irregulares e fixa à parede lateral da bexiga, medindo 4,2 × 2,8 cm. (Nota do autor: carcinoma.)

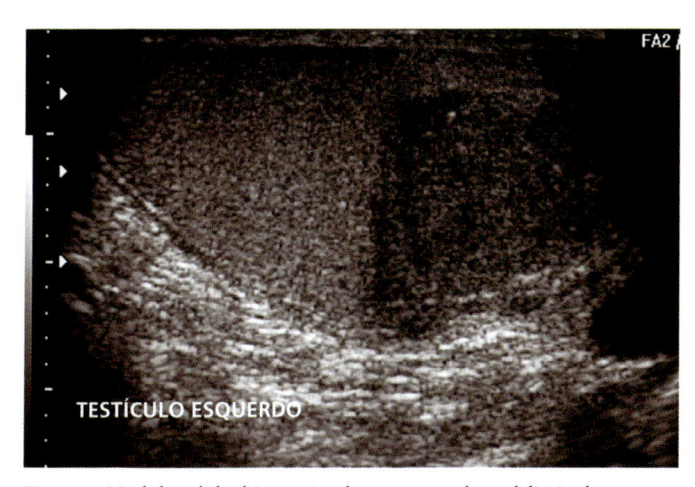

Fig. 107. Nódulo sólido, hipoecoico, homogêneo e bem delimitado na periferia do testículo esquerdo, medindo 2,8 × 2,0 cm. O estudo do Doppler colorido (Fig. 108) demonstra fluxo na periferia do nódulo.
(Nota do autor: seminoma.)

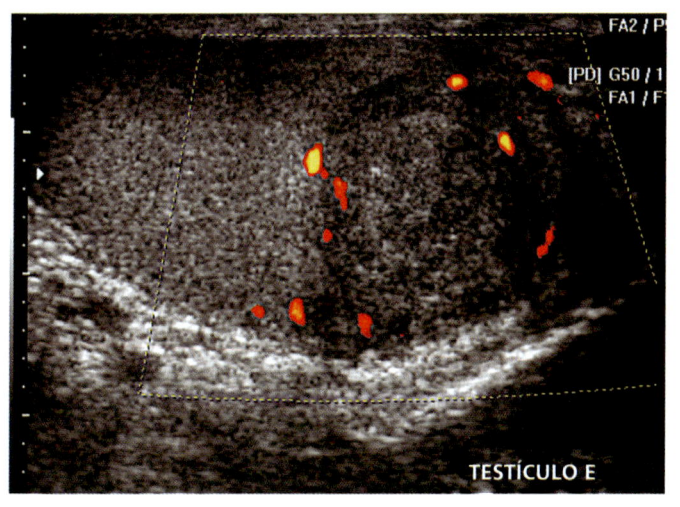

Fig. 108.

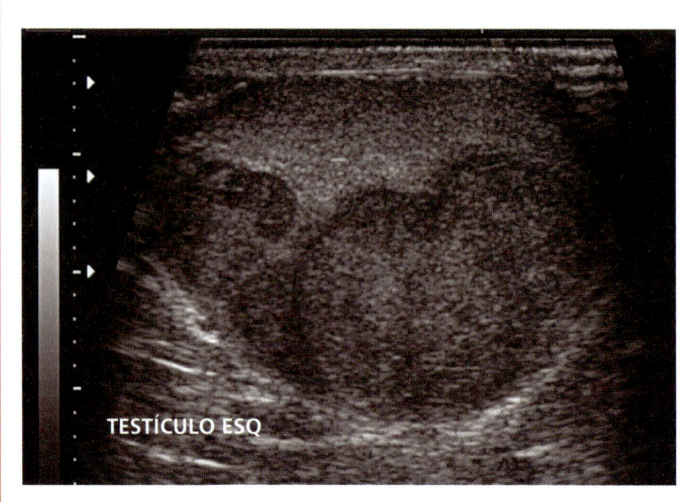

Fig. 109. Presença de dois nódulos hipoecoicos em testículo esquerdo, ambos lobulados, homogêneos e com contornos regulares, medindo 3,4 × 2,6 cm e 1,5 × 1,4 cm. O estudo do Doppler colorido do nódulo maior (Fig. 110) demonstra fluxo periférico e central.
(Nota do autor: seminoma.)

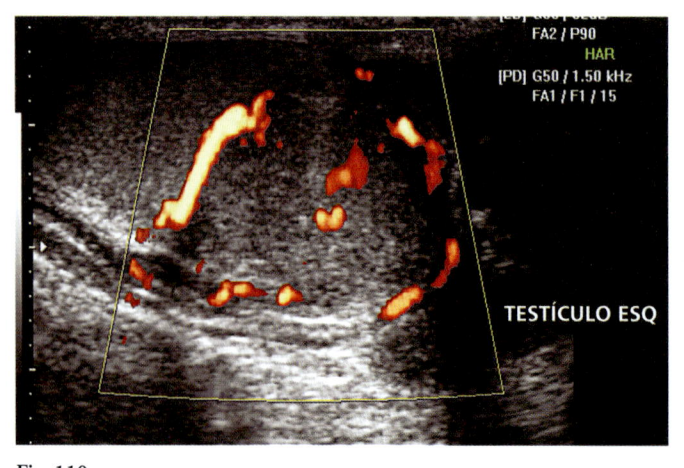

Fig. 110.

NÓDULOS SÓLIDOS HIPOECOICOS

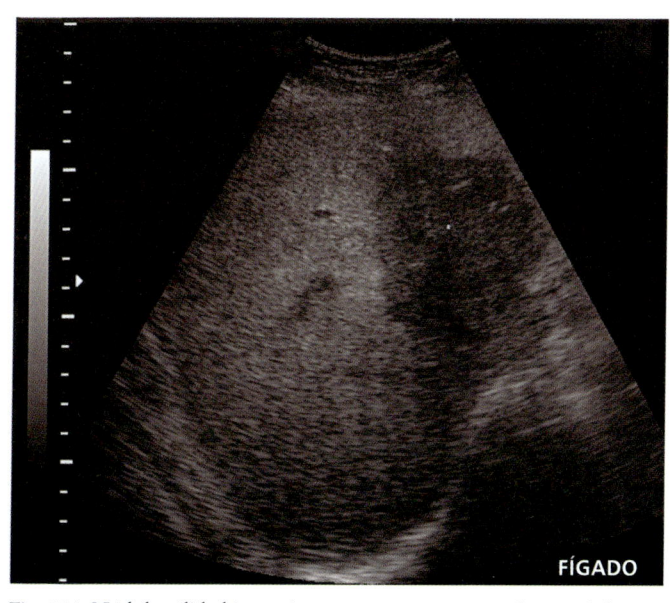

Fig. 111. Nódulo sólido hipoecoico e com contornos irregulares no lobo esquerdo do fígado medindo 6,9 × 6,3 cm.

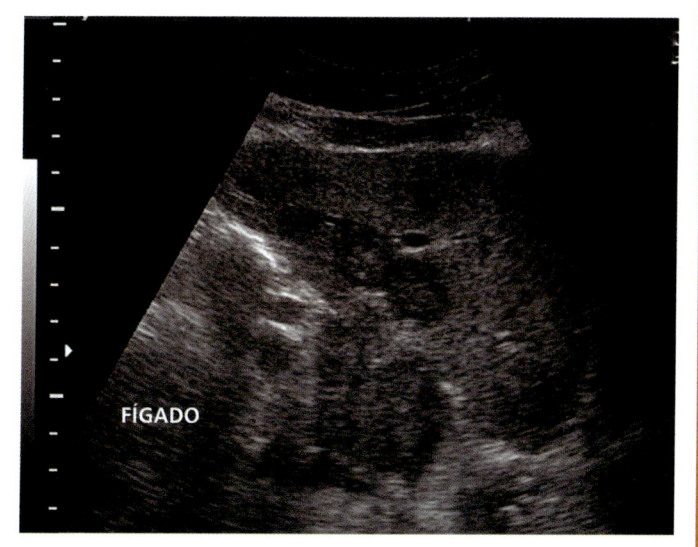

Fig. 112. Percebem-se diversos nódulos hipoecoicos e bem delimitados no lobo direito do fígado, medindo o maior, aproximadamente, 3,0 × 2,8 cm. (Nota do autor: hepatoma.)

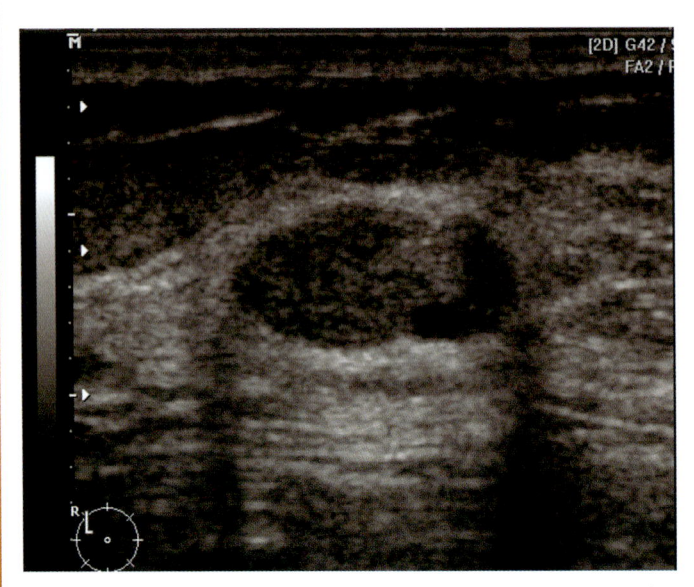

Fig. 113. Nódulo sólido hipoecoico, homogêneo e circunscrito em QSE da mama direita, com sombra acústica lateral e medindo 2,2 × 0,9 cm.
BI-RADS® US: 3 – Provavelmente benigno.

NÓDULOS SÓLIDOS HIPOECOICOS

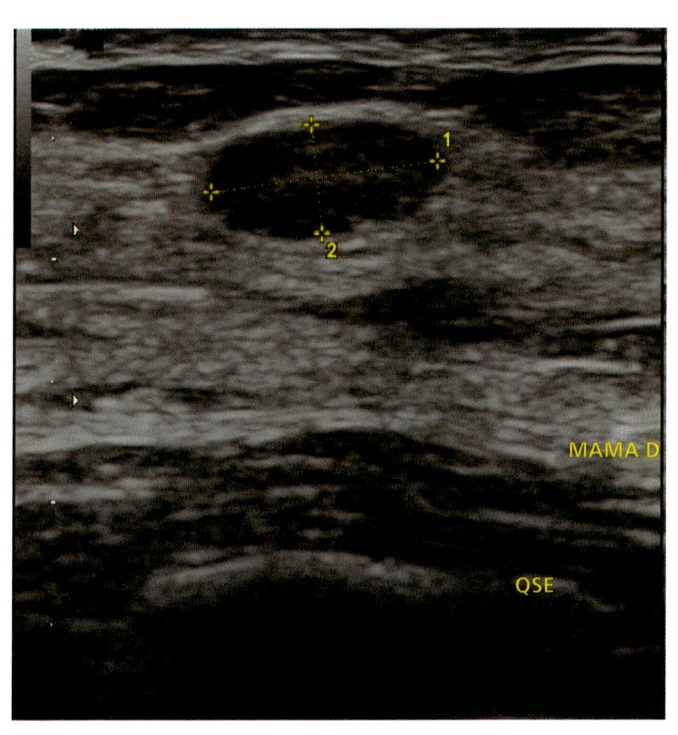

Fig. 114. Na junção dos quadrantes externos da mama direita, observa-se nódulo circunscrito, sólido e hipoecoico, medindo 1,1 × 0,7 × 0,5 cm. BI-RADS® US: 3 – Provavelmente benigno.

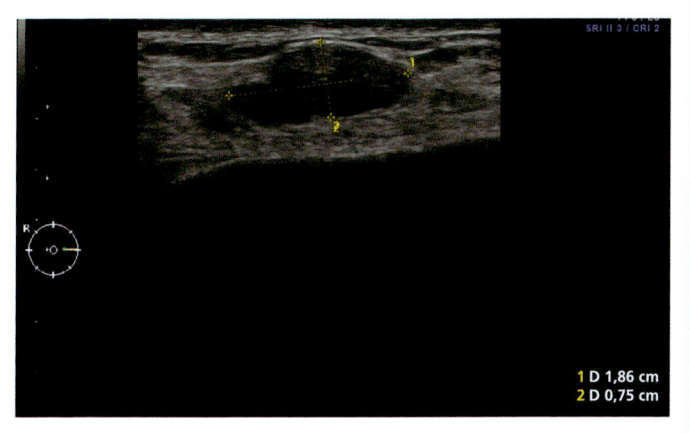

Fig. 115. Mesma descrição da imagem anterior mudando apenas as medidas.

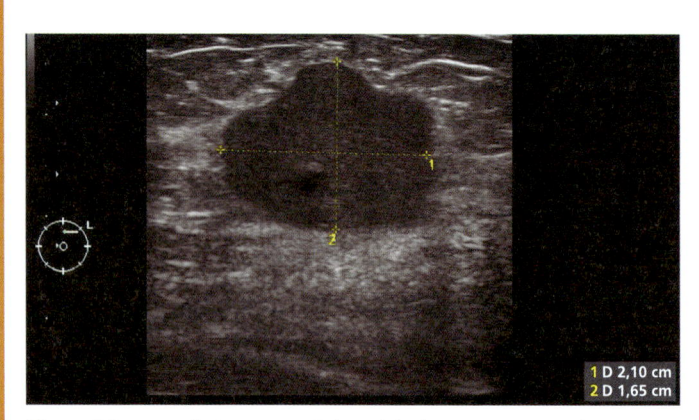

Fig. 116. Presença de imagem nodular sólida, hipoecoica e parcialmente circunscrita no QSI da mama esquerda, medindo 2,1 × 1,6 cm. O estudo do Doppler colorido (Fig. 117) evidenciou vascularização no centro da lesão.
BI-RADS® US: 4b – Moderada suspeita de malignidade.
(Nota do autor: apesar do BI-RADS ser 4, tratava-se de carcinoma.)

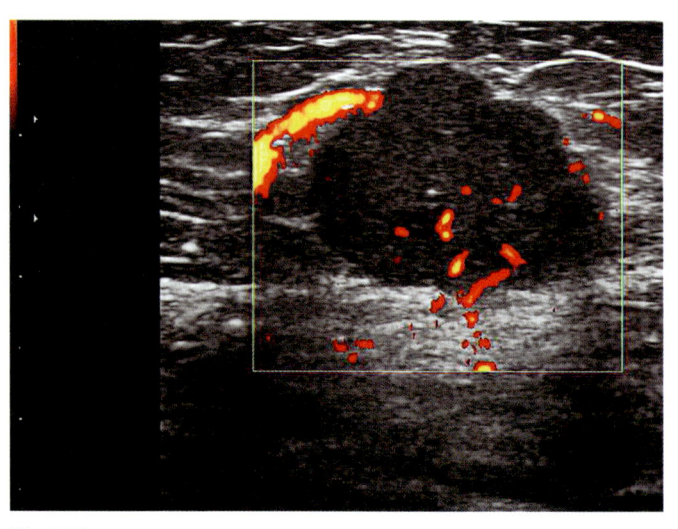

Fig. 117.

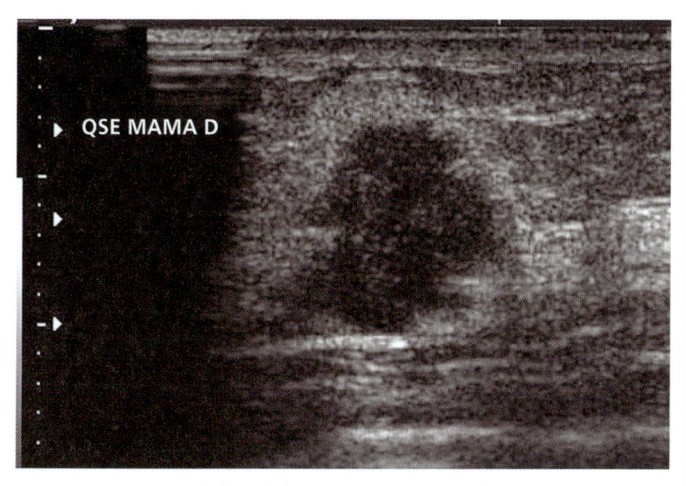

Fig. 118. Imagem nodular sólida, contornos pouco definidos e irregulares, paredes lobuladas, altura maior que a largura, localizada em QSE da mama direita e medindo 1,3 × 1,1 cm. O estudo do Doppler colorido (Fig. 119) demonstra que há fluxo com vasos calibrosos no centro da lesão.
BI-RADS® US: 5 – Altamente sugestivo de malignidade.

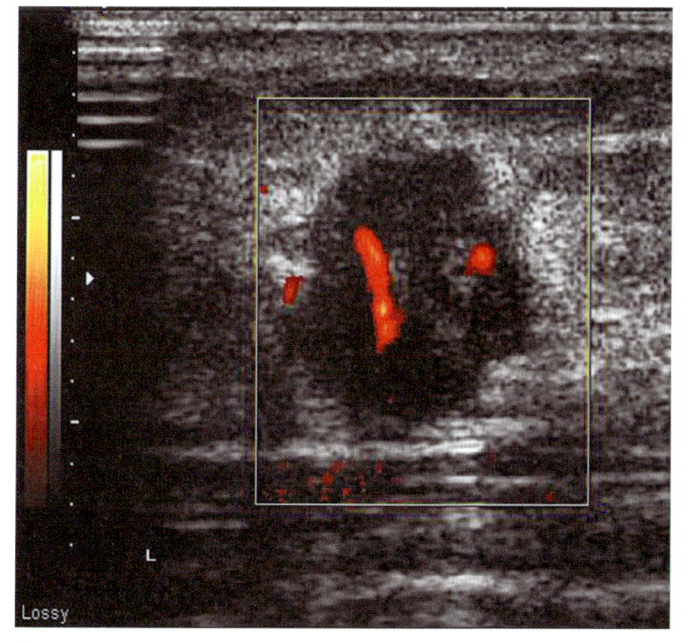

Fig. 119.

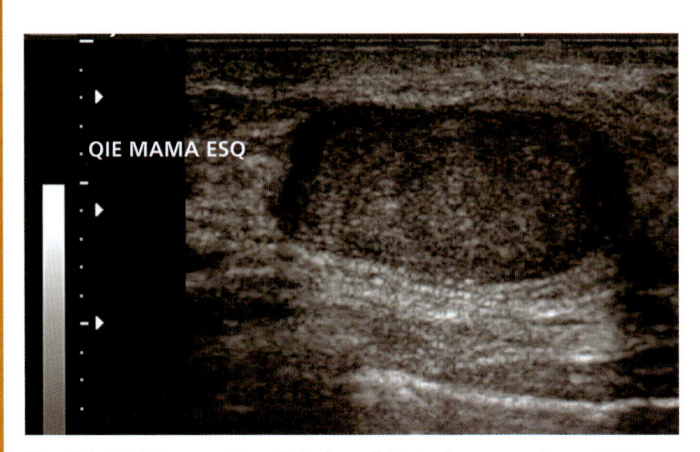

Fig. 120. Nódulo mamário sólido, bem delimitado e com reforço acústico posterior no QIE da mama direita, medindo 3,4 × 1,6 cm.
BI-RADS® US: 3 – Provavelmente benigno. (Nota do autor: fibroadenoma.)

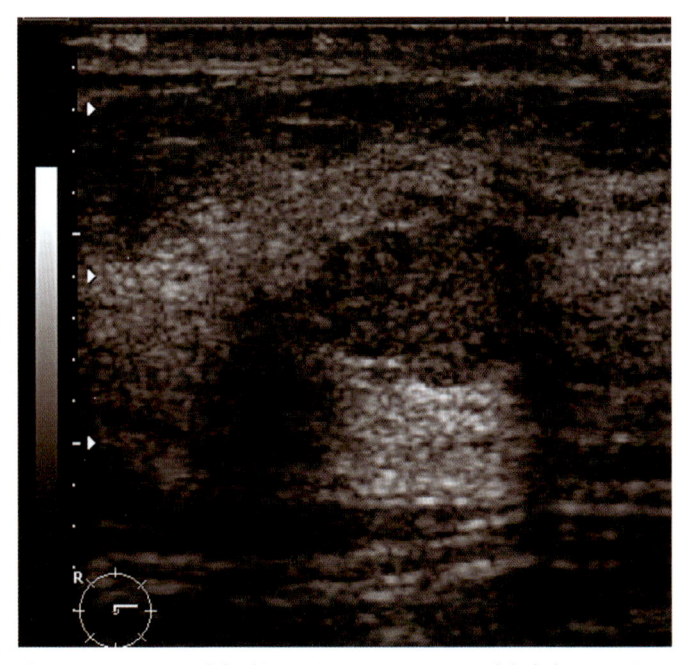

Fig. 121. Imagem nodular hipoecoica e com contornos lobulados na região retromamilar da mama direita, com sombras acústicas laterais e reforço acústico posterior, medindo 1,3 × 0,8 cm. O estudo do Doppler colorido (Fig. 122) demonstra que o fluxo está presente apenas na periferia do nódulo. BI-RADS® US: 4a – Baixa suspeita de malignidade.

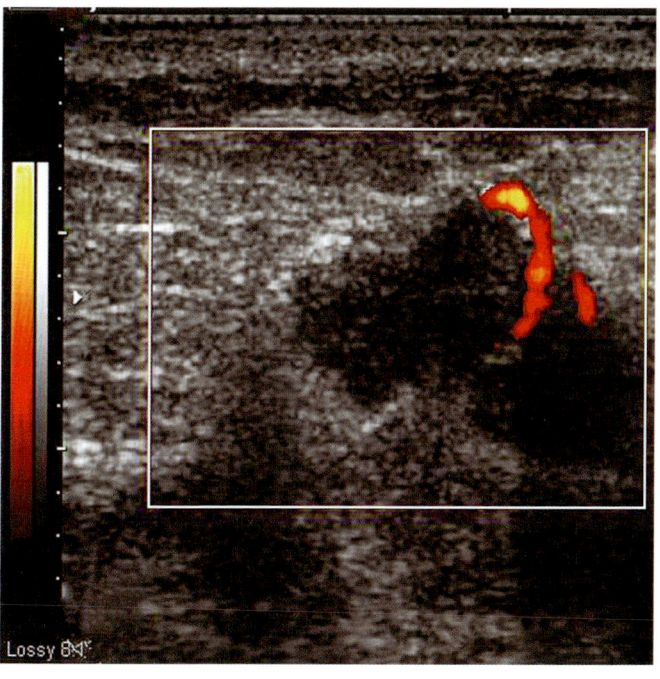

Fig. 122.

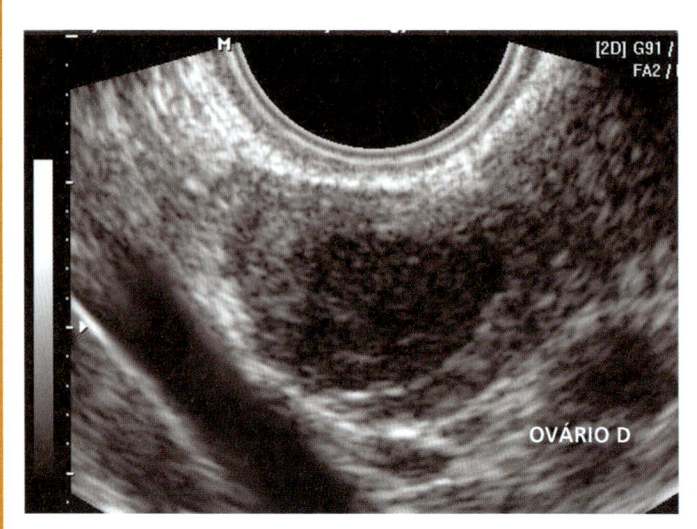

Fig. 123. Ovário direito com área de aspecto nodular no interior, hipoecoica e bem delimitada, medindo 1,9 × 1,0 cm. Nota do autor: endometrioma – a imagem permaneceu visível mesmo após o próximo ciclo menstrual da paciente.

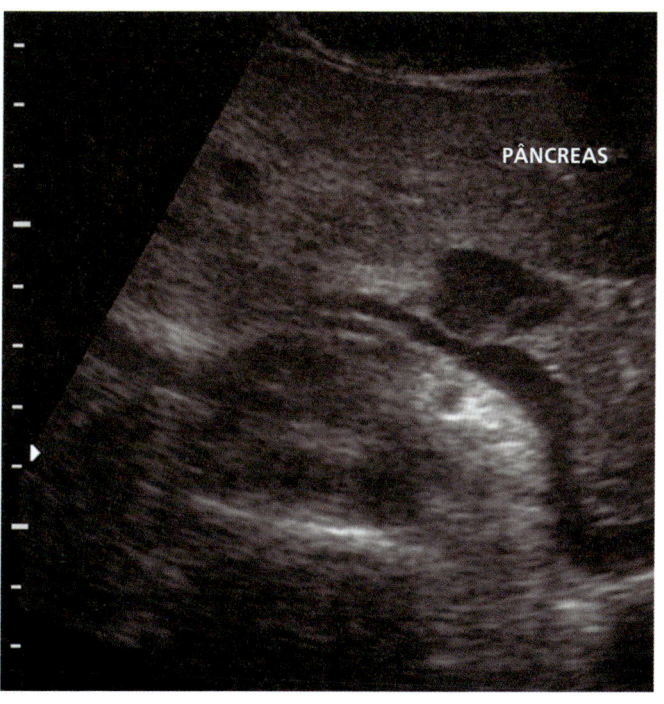

Fig. 124. Nódulo sólido, hipoecoico e bem delimitado no corpo do pâncreas, medindo 2,2 × 1,0 cm. (Nota do autor: carcinoma.)

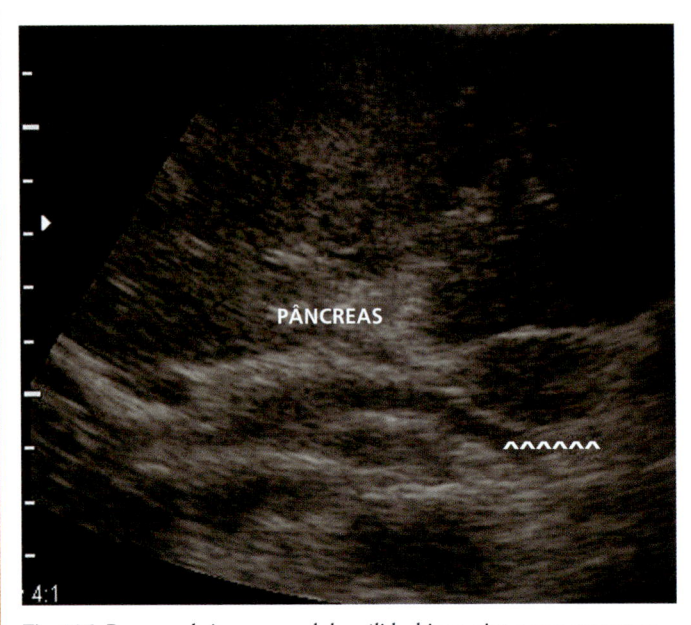

Fig. 125. Presença de imagem nodular sólida, hipoecoica e com contornos bem definidos, localizada na cauda do pâncreas e medindo 2,5 × 1,6 cm. (Nota do autor: carcinoma.)

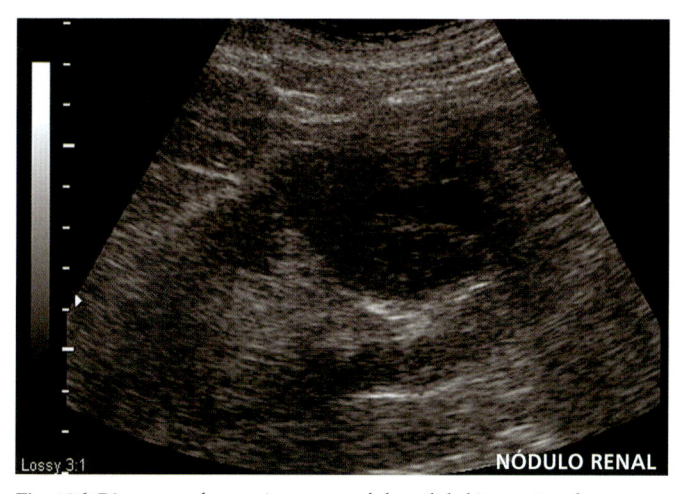

Fig. 126. Rim esquerdo com imagem nodular sólida hipoecoica e bem delimitada em polo inferior, invadindo córtex, medula e seio renal, medindo 8,2 × 5,1 cm. O estudo do Doppler colorido (Fig. 127) demonstrou fluxo periférico direcionando-se para o centro da lesão. (Nota do autor: carcinoma de células renais.)

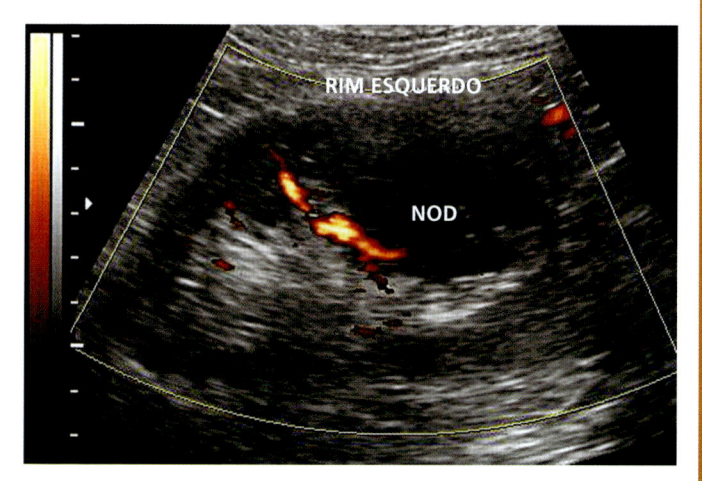

Fig. 127.

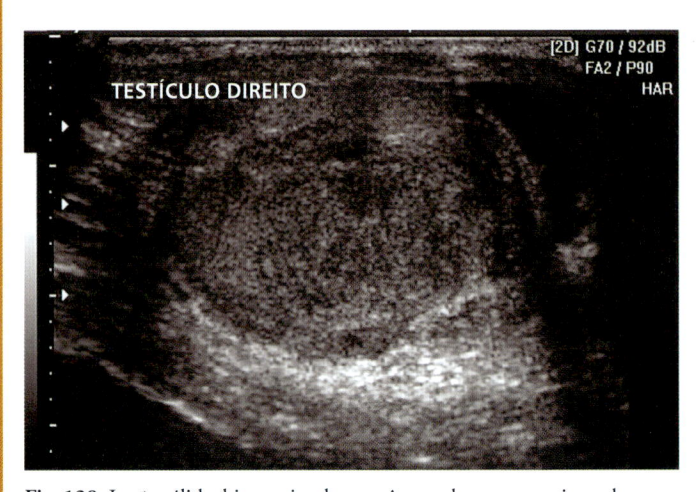

Fig. 128. Lesão sólida, hipoecoica, heterogênea e de contornos irregulares, ocupando a quase totalidade do testículo direito, medindo 3,2 × 1,9 cm. (Nota do autor: seminoma.)

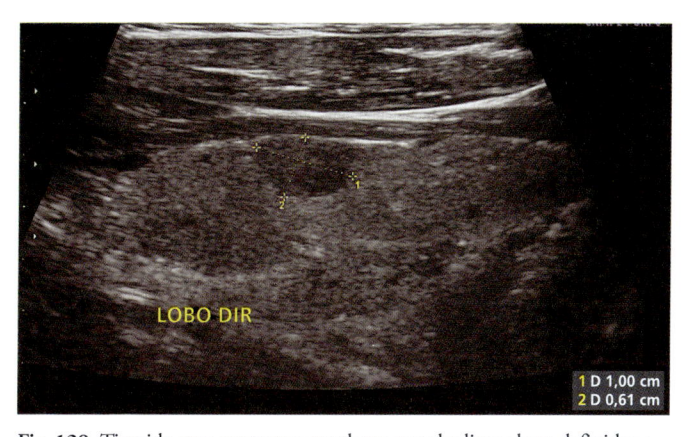

Fig. 129. Tireoide com contornos regulares, paredes lisas e bem definidas e ecogenicidade homogênea, exceto pela presença de um nódulo sólido, isoecoico e bem delimitado, sem microcalcificações no interior, localizado no terço médio do lobo direito e medindo 1,0 × 0,6 cm. O estudo do Doppler colorido (Fig. 130) evidenciou vascularização tanto central quanto periférica. TI-RADS 4a – Baixa suspeita de malignidade.

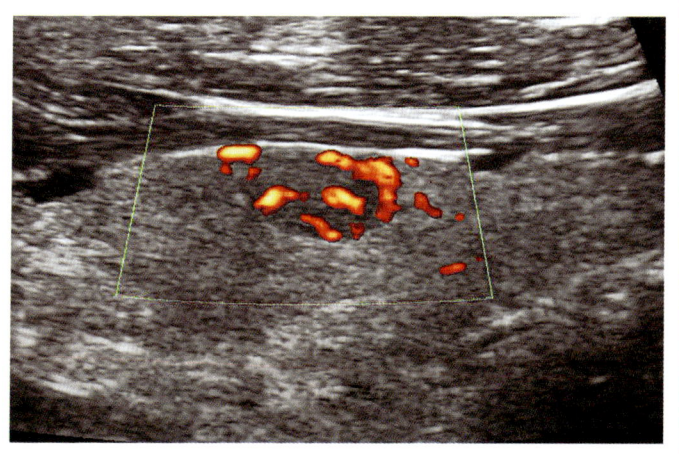

Fig. 130.

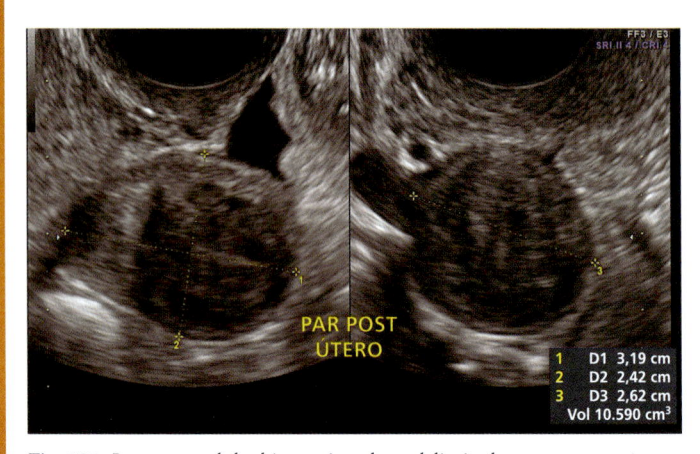

Fig. 131. Imagem nodular hipoecoica e bem delimitada externamente à parede posterior do útero medindo 3,2 × 2,4 × 2,6 cm e com volume de 10,5 cm³, compatível com mioma subseroso.

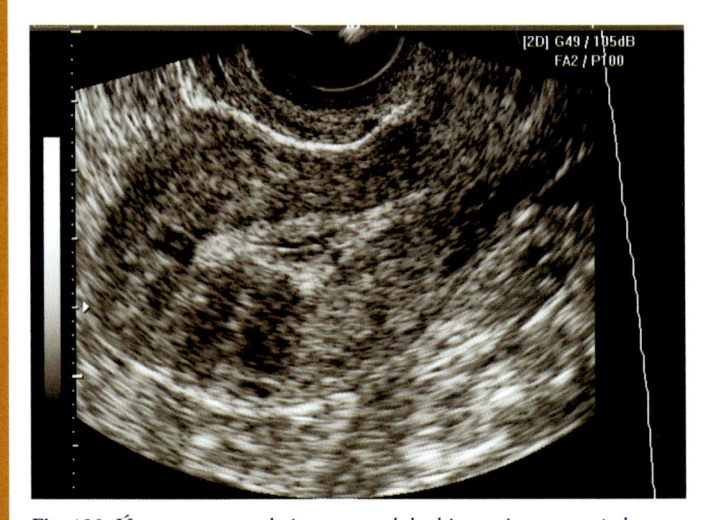

Fig. 132. Útero apresentando imagem nodular hipoecoica compatível com mioma submucoso, localizado em parede posterior e medindo 2,4 × 2,2 cm, causando compressão no endométrio distal, como demonstrado em imagem 3D (Fig. 133).

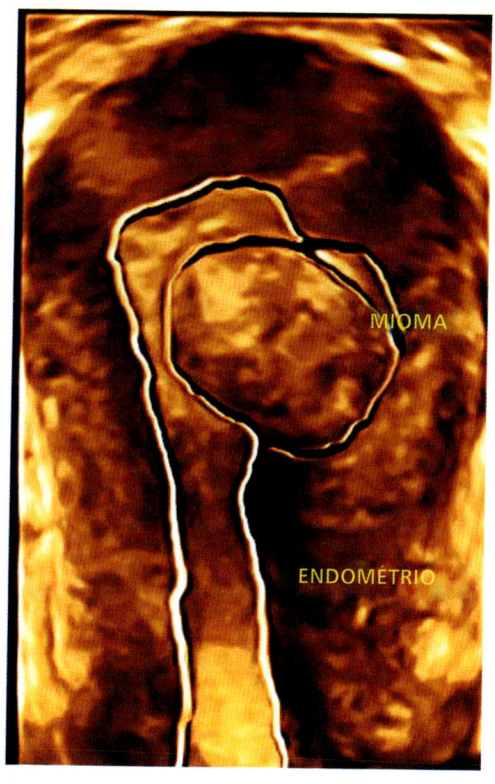

Fig. 133.

# PARTE 9

NÓDULOS SÓLIDOS ISOECOICOS

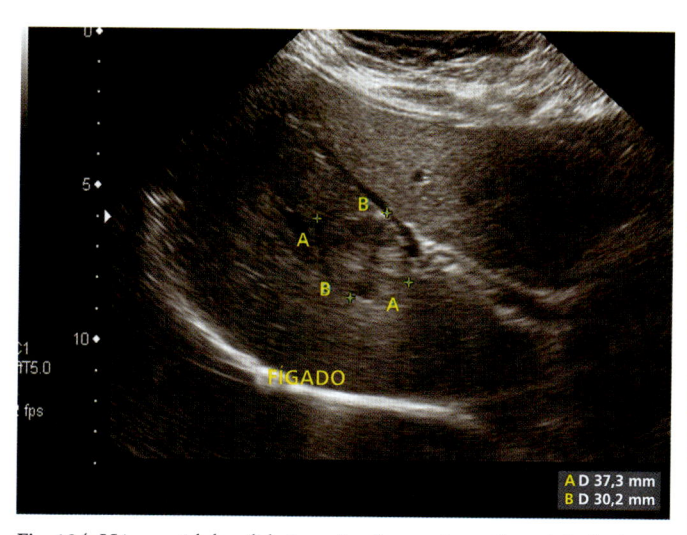

Fig. 134. Há um nódulo sólido isoecoico, heterogêneo e bem delimitado no lobo hepático direito, posterior e adjacente à veia hepática direita, medindo 3,0 × 2,8 cm. O estudo com Doppler de amplitude (Fig. 135) apresenta fluxo predominantemente periférico, mas com pequenos vasos centrais.

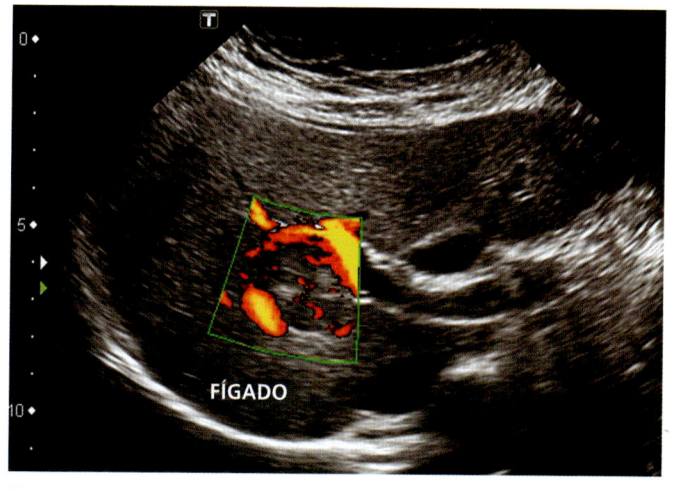

Fig. 135.

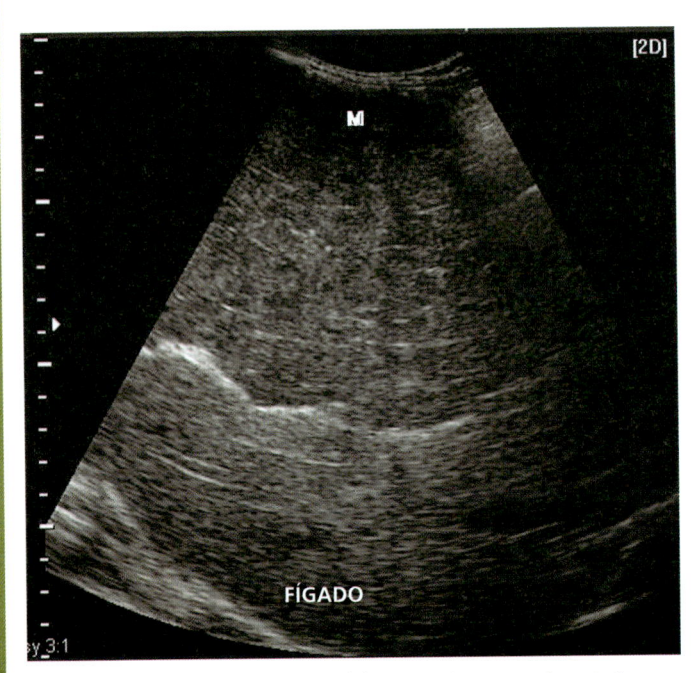

Fig. 136. Grande imagem nodular sólida e isoecoica ocupando mais da metade do lobo direito do fígado, de difícil mensuração.

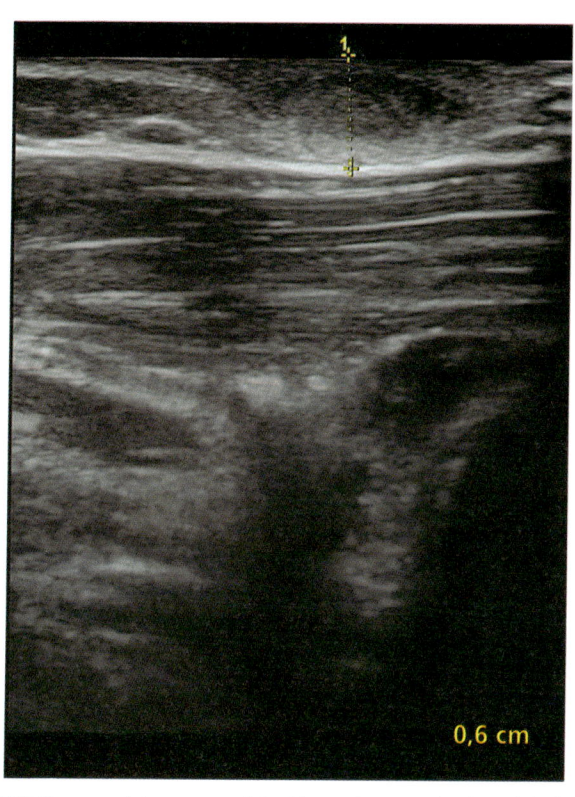

Fig. 137. Presença de imagem nodular hipoecoica na região lateral do braço esquerdo, superficial e penetrando até 0,6 cm abaixo da pele. Seus contornos são regulares, medindo 1,8 × 1,4 × 0,6 cm. Seu conteúdo é levemente heterogêneo, com área interna isoecoica, aparentemente encapsulada, sugerindo hematoma.

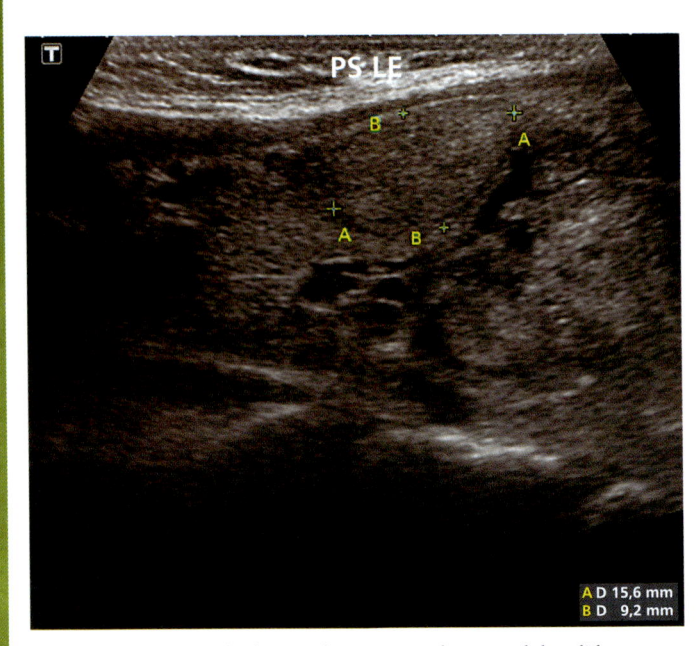

Fig. 138. Lobo esquerdo da tireoide apresentando um nódulo sólido isoecoico e bem delimitado no polo superior, medindo 1,5 × 0,9 cm, com contornos regulares, halo periférico e sem microcalcificações no interior. TI-RADS 3 – Achados provavelmente benignos.

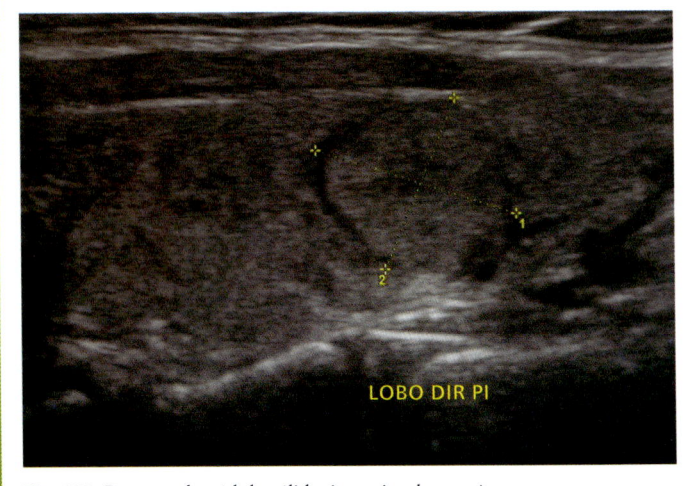

Fig. 139. Presença de nódulo sólido, isoecoico, homogêneo, com contornos regulares, halo periférico e sem microcalcificações, localizado em polo inferior do lobo direito da tireoide e medindo 1,5 × 1,0 cm. TI-RADS 3 – Achados provavelmente benignos.

PARTE 10

NÓDULOS SÓLIDOS HETEROGÊNEOS

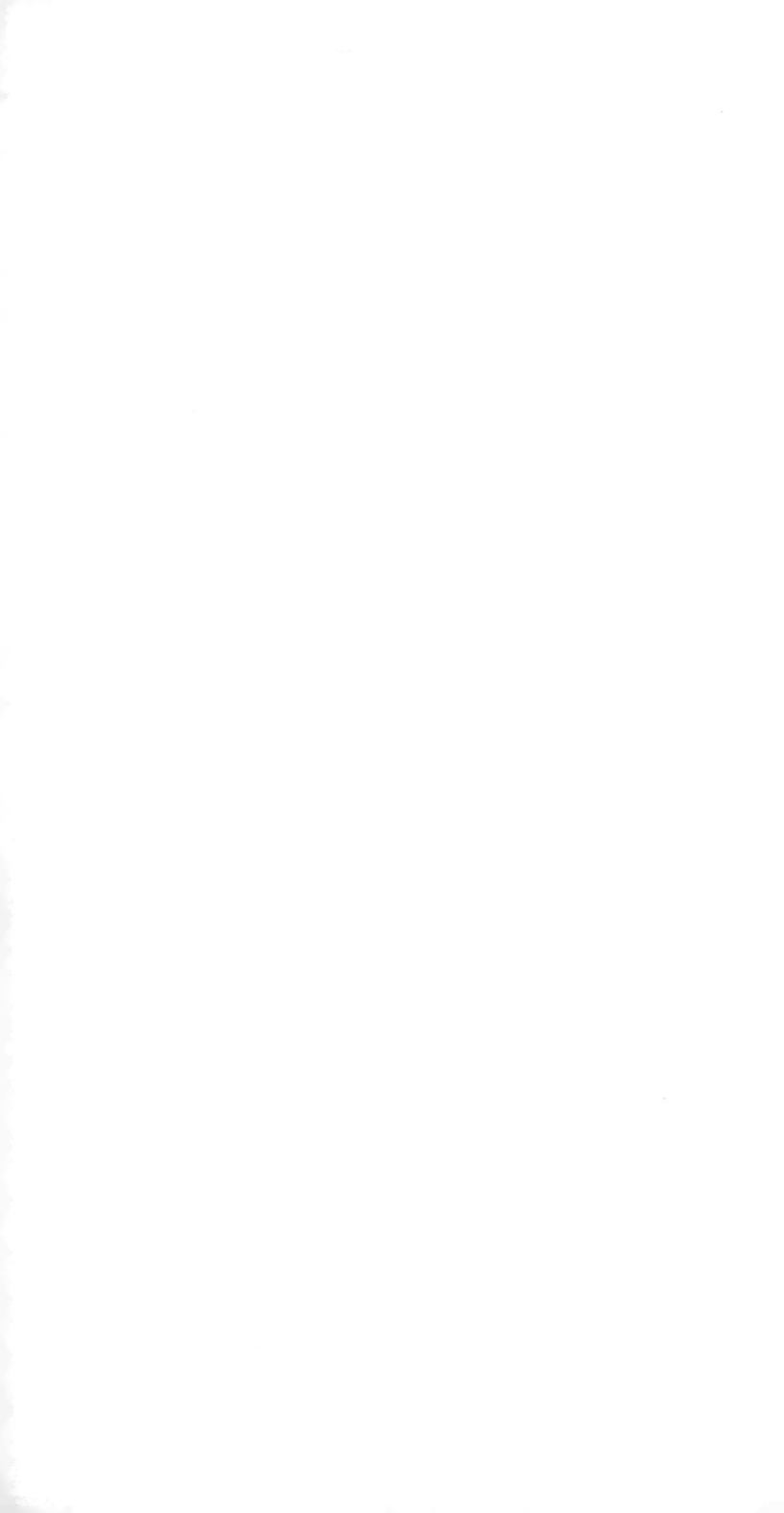

NÓDULOS SÓLIDOS HETEROGÊNEOS

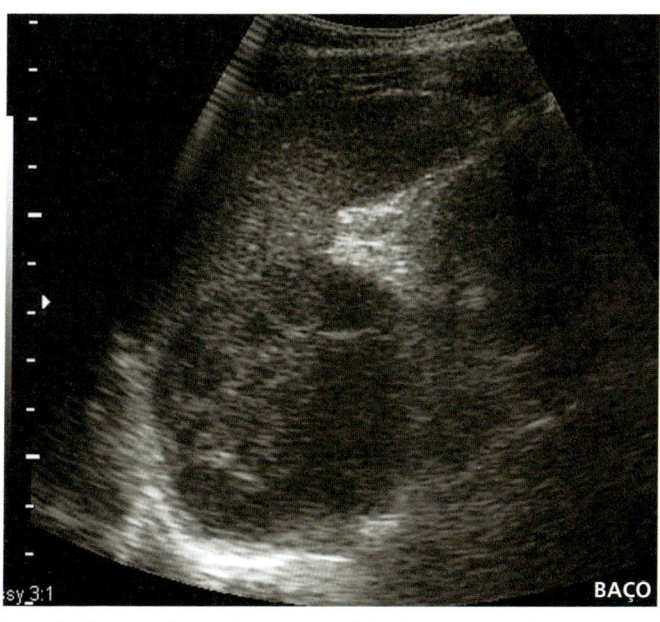

Fig. 140. Presença de grande imagem nodular hipoecogênica, heterogênea e de contornos irregulares, localizada em terço inferior do baço e medindo 5,8 × 5,0 cm. O nódulo está ultrapassando os limites externos do baço e causando efeito de massa.

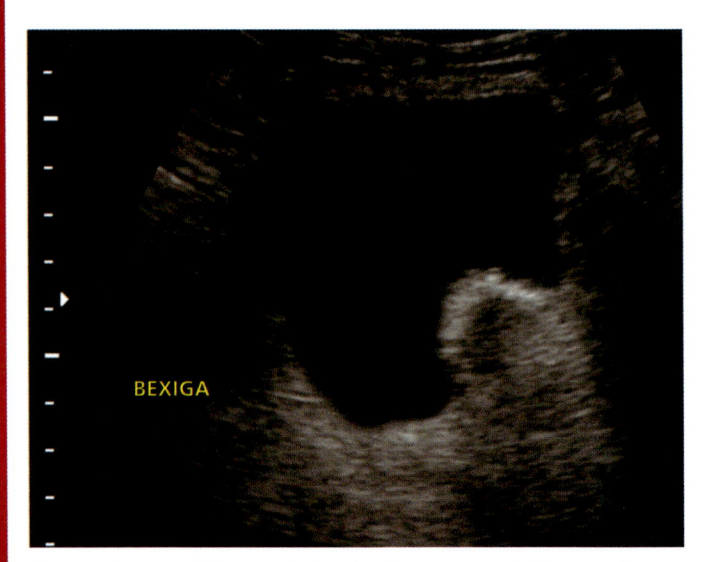

Fig. 141. Presença de lesão nodular sólida heterogênea aderida à parede e invadindo o lúmen vesical, aspecto vegetante, sendo hipoecoica e com contorno ecogênico, medindo 2,2 cm. Seus contornos internos são imprecisos, podendo estar ultrapassando os limites externos da bexiga.

NÓDULOS SÓLIDOS HETEROGÊNEOS

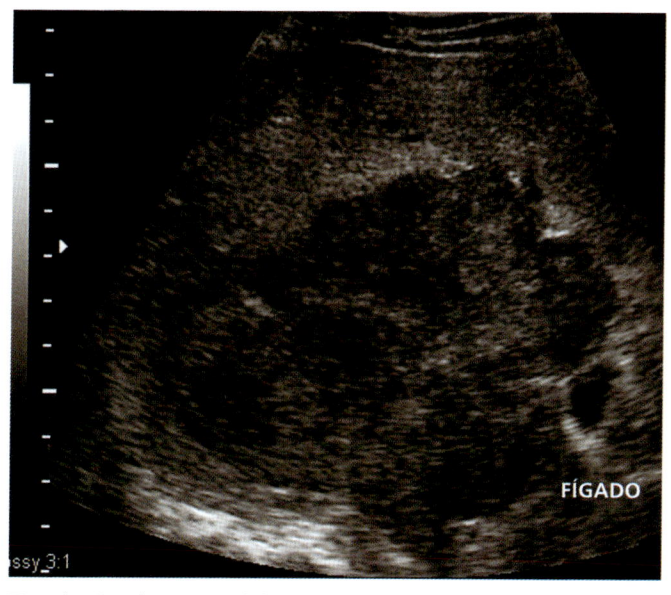

Fig. 142. Grande massa nodular hipoecoica e heterogênea localizada em lobo hepático direito, com limites lobulados e imprecisos, medindo 11 × 9,5 cm. O estudo foi complementado com Doppler de amplitude (Fig. 143), que demonstrou intenso fluxo periférico e central na massa.

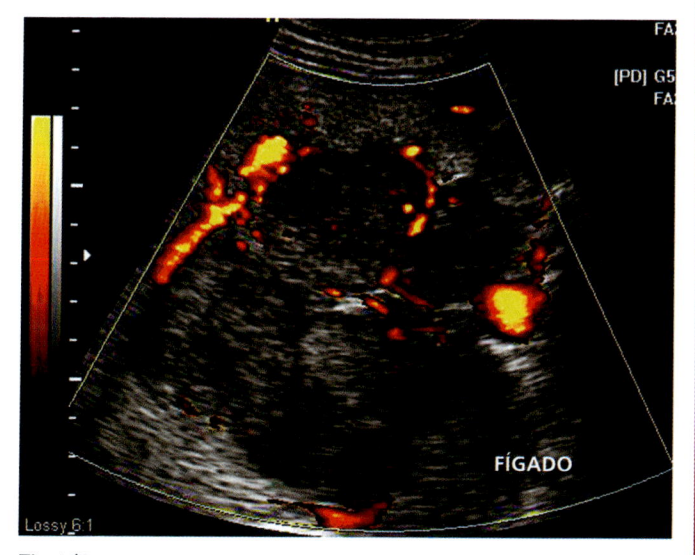

Fig. 143.

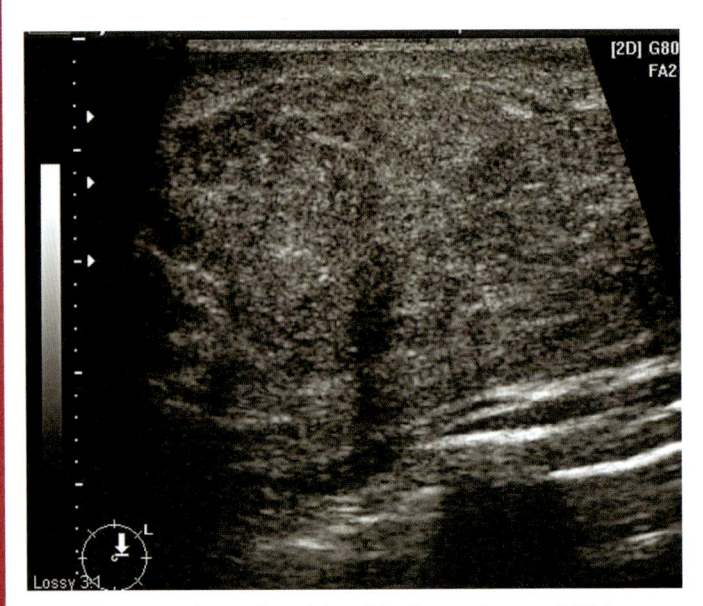

Fig. 144. Presença de grande nódulo sólido e heterogêneo no QSE da mama esquerda, limites imprecisos, bordas irregulares e mal definidas e com calcificações no interior, medindo, aproximadamente, 7,5 × 4,6 cm.
BI-RADS® US: 5 – Altamente sugestivo de malignidade.

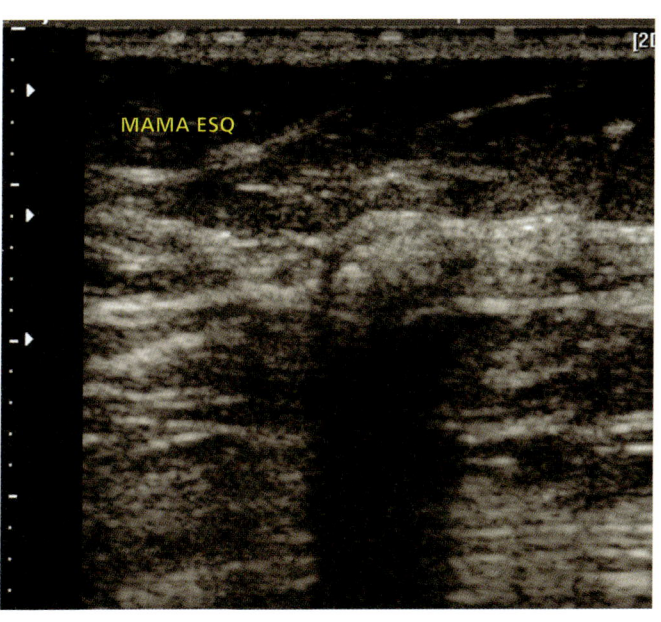

Fig. 145. Nódulo sólido em QIE da mama esquerda, apresentando margens definidas em sua porção anterior e atenuação sonora posterior, medindo 1,1 cm. BI-RADS® US: 4b – Moderada suspeita de malignidade.
(Nota do autor: fibroadenoma calcificado.)

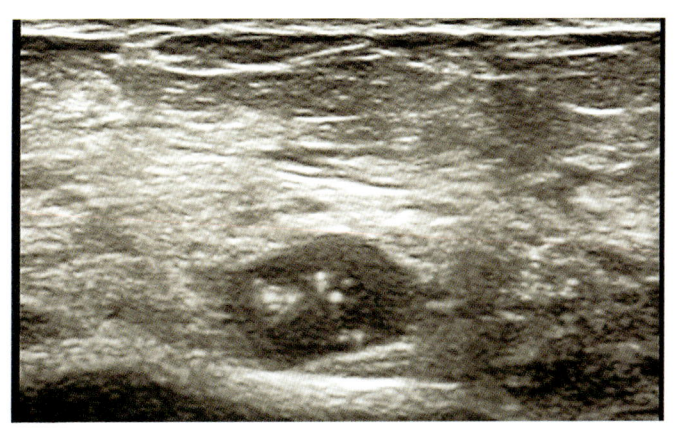

Fig. 146. Na junção dos quadrantes externos da mama esquerda há uma imagem nodular sólida hipoecoica, circunscrita e com focos ecogênicos no interior, medindo 1,2 × 0,8 cm e distando 1,3 cm da pele.
BI-RADS® US: 4a – Baixa suspeita de malignidade.

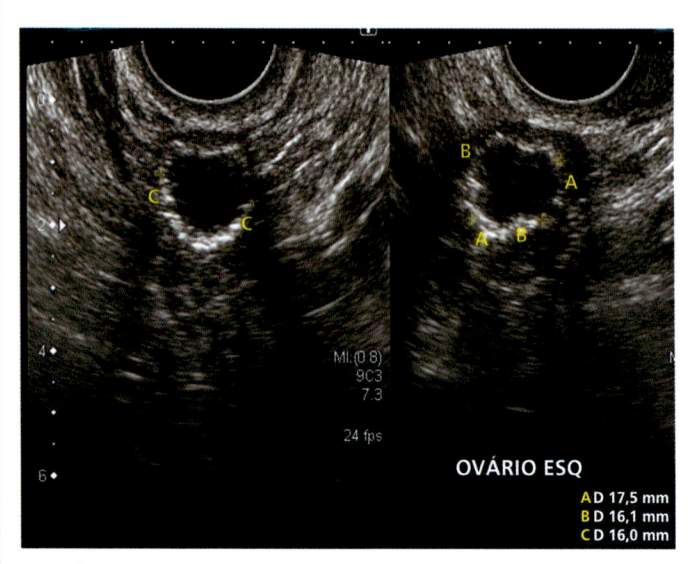

Fig. 147. Ovário esquerdo apresentando imagem nodular hipoecoica com calcificações periféricas, medindo 1,7 × 1,6 cm.

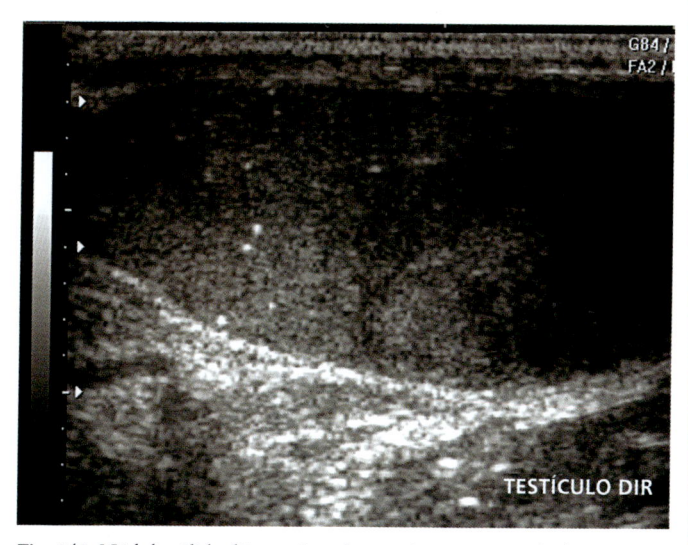

Fig. 148. Nódulo sólido, hipoecoico e heterogêneo no testículo direito, com contornos irregulares e medindo, aproximadamente, 1,6 × 0,8 cm. Restante do parênquima heterogêneo e com microlitíase. (Nota do autor: seminoma.)

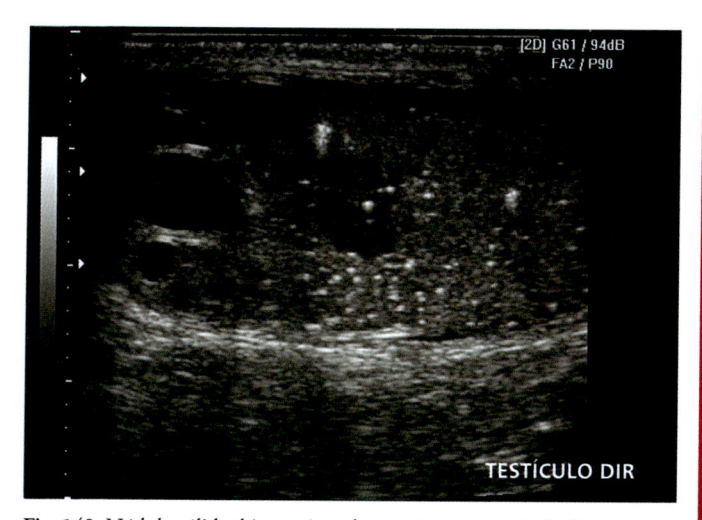

Fig. 149. Nódulo sólido, hipoecoico e heterogêneo no testículo direito, com áreas císticas de permeio, com contornos irregulares e pouco definidos, medindo, aproximadamente, 1,6 × 0,8 cm. Restante do parênquima heterogêneo e com microlitíase. (Nota do autor: seminoma.)

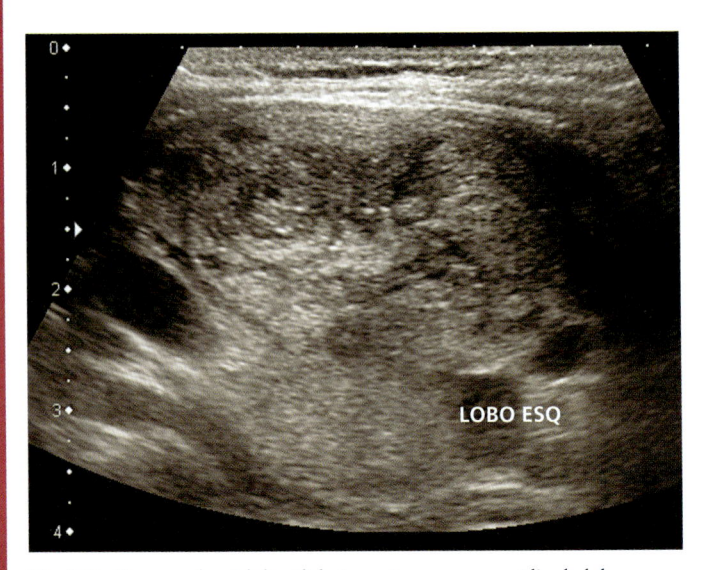

Fig. 150. Presença de nódulo sólido isoecoico no terço médio do lobo esquerdo da tireoide, com limites imprecisos, textura heterogênea, halo periférico incompleto e microcalcificações no interior, medindo 3,8 × 2,0 cm. TI-RADS 4b – Moderada suspeita de malignidade.

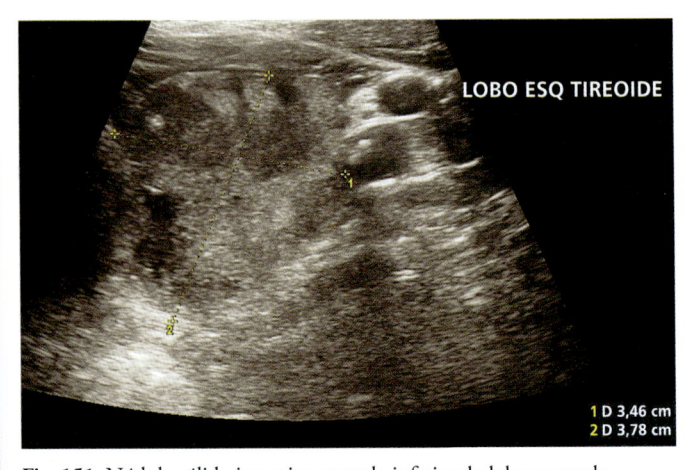

Fig. 151. Nódulo sólido isoecoico em polo inferior do lobo esquerdo (mergulhante), com contornos regulares, com área cística de permeio e sem microcalcificações, medindo 4,2 × 3,8 × 3,5 cm (volume de 30 cm³). TI-RADS 4a – Baixa suspeita de malignidade.

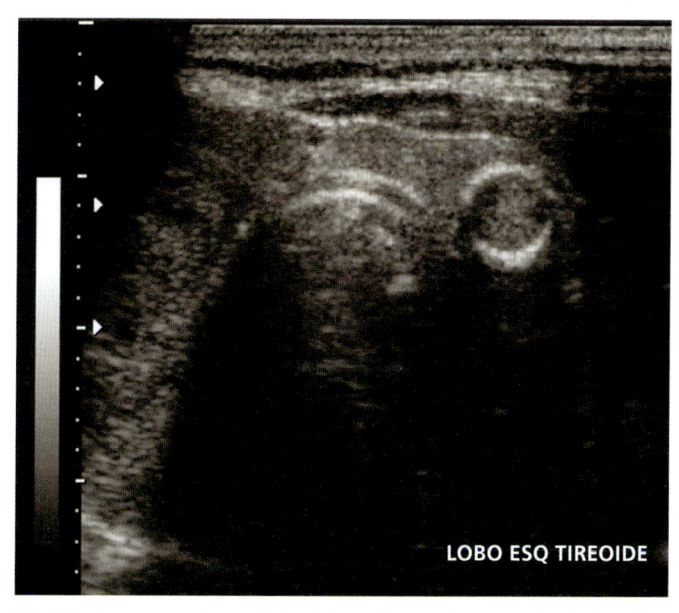

Fig. 152. Imagem nodular sólida e hipoecoica no lobo esquerdo da tireoide junto ao istmo e medindo 0,8 cm. Seu formato é arredondado e bem delimitado, sem microcalcificações internas, apresentando calcificação circundante tipo casca de ovo e medindo 0,8 cm. TI-RADS 3 – Achados provavelmente benignos.

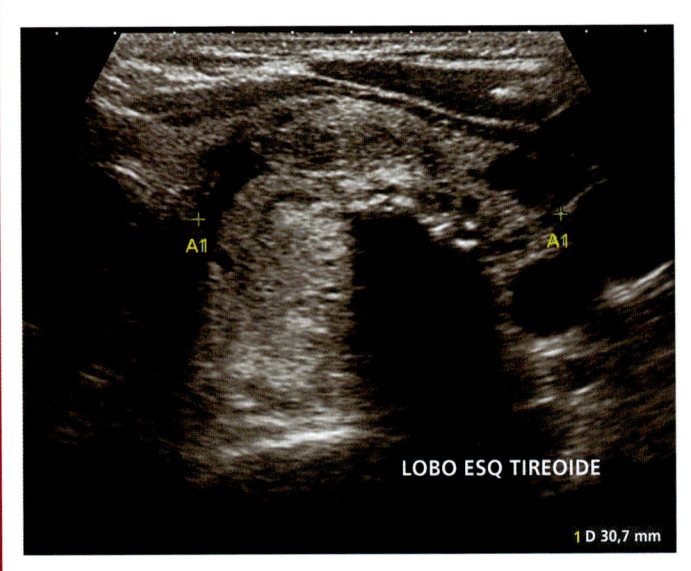

Fig. 153. Lobo esquerdo da tireoide apresentando um nódulo sólido, isoecoico e heterogêneo, medindo 3,0 × 2,6 cm, com contornos irregulares, halo periférico incompleto e contendo calcificações grosseiras no interior. TI-RADS 4a – Baixa suspeita de malignidade.

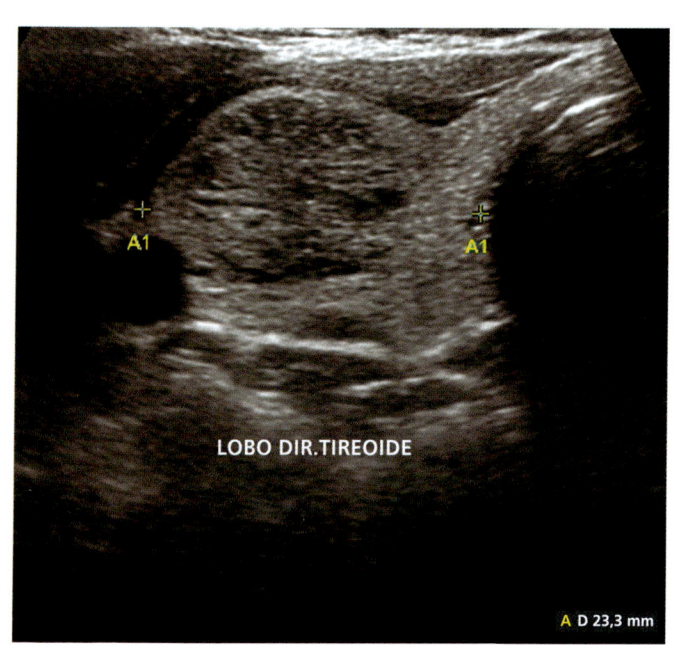

Fig. 154. Nódulo sólido isoecoico, com contornos regulares e bem delimitados, contendo espaços microcísticos separados por finos septos, medindo 2,3 × 1,8 cm, situado no terço médio do lobo direito da tireoide. Achados sugestivos com nódulo espongiforme. TI-RADS: 2 – Achados benignos. (Nota do autor: os nódulos espongiformes da tireoide são potencialmente benignos.)

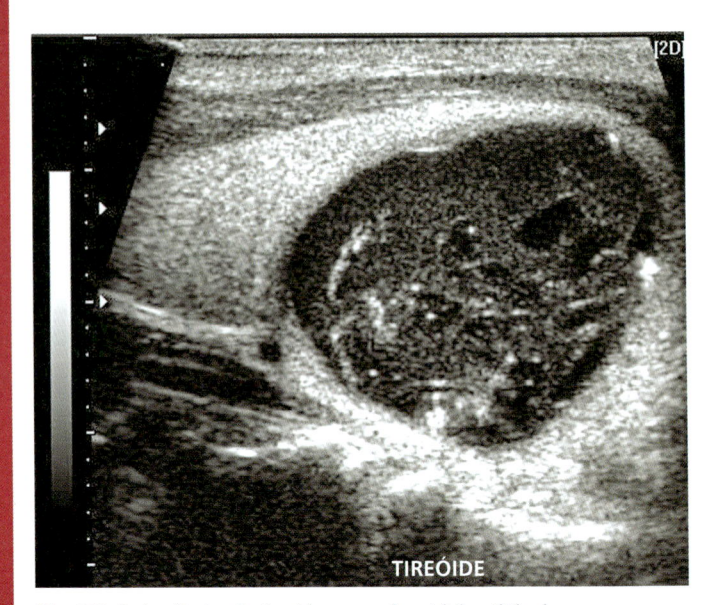

Fig. 155. Lobo direito da tireoide contendo nódulo sólido de contornos regulares em polo superior, sendo hipoecoico, heterogêneo e com microcalcificações e medindo 3,3 × 2,2 cm. TI-RADS 4b – Moderada suspeita de malignidade.

NÓDULOS SÓLIDOS HETEROGÊNEOS 123

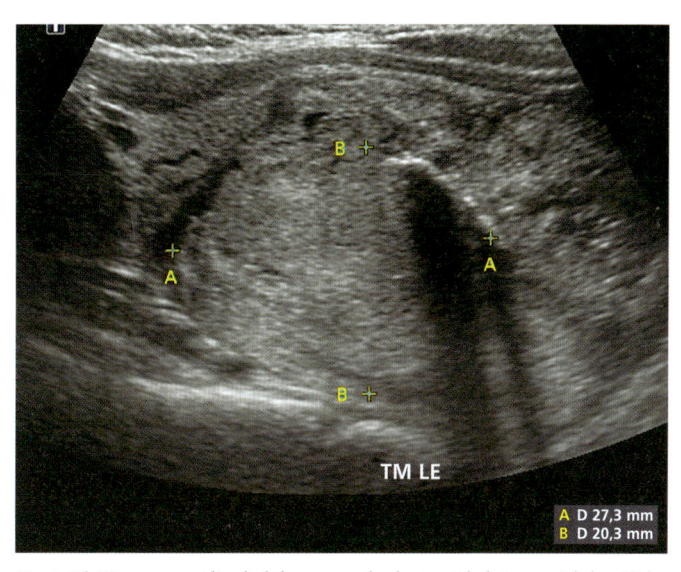

Fig. 156. No terço médio do lobo esquerdo da tireoide há um nódulo sólido, isoecoico, de contornos irregulares, halo periférico parcial, com calcificações grosseiras no interior e medindo 2,7 × 2,0 cm. TI-RADS 4a – Baixa suspeita de malignidade.

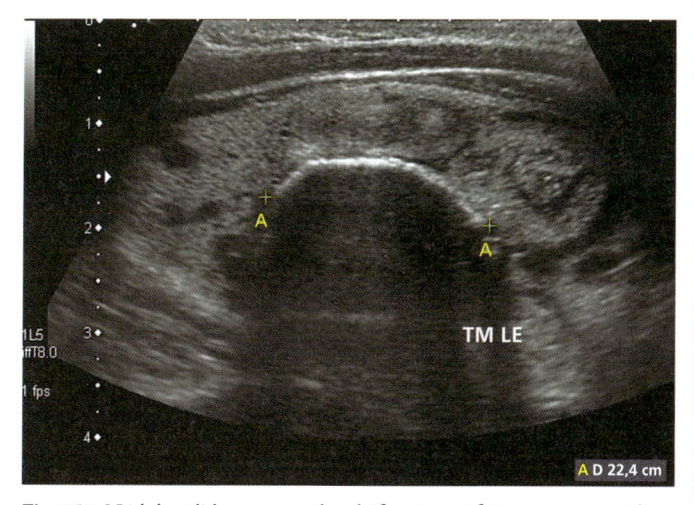

Fig. 157. Nódulo sólido com grande calcificação periférica em terço médio do lobo esquerdo medindo 2,2 cm. Paredes laterais e posteriores do nódulo não visualizadas em razão da intensa sombra acústica.
TI-RADS 3 – Achados provavelmente benignos.

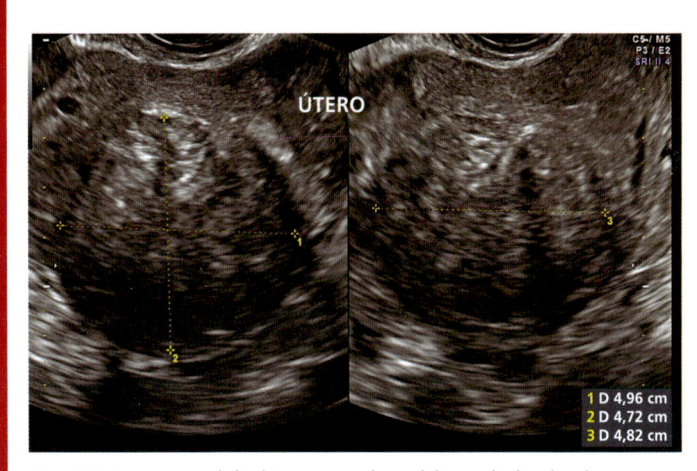

Fig. 158. Imagem nodular hipoecoica e bem delimitada, localizada na parede posterior do útero, medindo 5,0 × 4,8 × 4,7 cm, com componente intramural, deslocando a cavidade anteriormente, compatível com mioma intramural/subseroso.

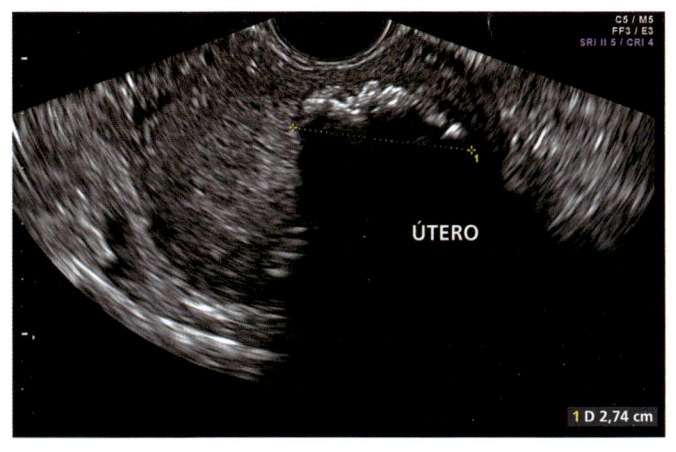

Fig. 159. Grande calcificação, medindo 3,3 cm em parede anterior do corpo uterino, podendo estar relacionada com mioma intramural calcificado.